dr. med. ulrich
strunz

vitamine

Impressum

3. Auflage
Originalausgabe
© 2013 by Wilhelm Heyne Verlag, München
in der Verlagsgruppe Random House GmbH
www.heyne.de

Projektleitung: Ernst Dahlke
Redaktion: Nina Andres
Bildredaktion: Christa Jaeger
Layout: Katharina Schweissguth, München
Coverdesign: Eisele Grafik-Design, München, unter Verwendung der Fotos von Chris Stein/Photodisc/GettyImages und Orla/Shutterstock
DTP-Bearbeitung: Buch-Werkstatt GmbH, Bad Aibling / Kim Winzen
Gesamtherstellung: Druckerei Uhl, Radolfzell

Printed in Germany

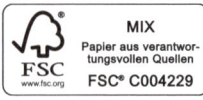

MIX
Papier aus verantwortungsvollen Quellen
FSC® C004229

Verlagsgruppe Random House FSC®-N001967
Das für dieses Buch verwendete FSC®-zertifizierte Papier *Arcoset white white* liefert Fedrigoni Deutschland, Oberhaching.

ISBN: 978-3-453-20039-5

Danksagung

Mein besonderer Dank gilt Anne Jacoby sowie Dr. Christine Jacoby für ihre großartige Unterstützung.

Haftungsausschluss

Bildnachweis

doc-stock: 14 (Science Photo Library);
fotolia.com: 117 (Africa Studio), (petra b.), (Maksim Toome), (rainbow33);
Getty Images: 58 (Paul Bradburg/Cajaimage);
jump fotoagentur: 10 (Reinke Productions); 124 (Kristiane Vey);
superbild: 21 (MediaMedical/Jean_Paul_Chassenet);
wellcome images: 192 (Annie Cavanagh)

dr. med. ulrich
strunz

vitamine

**Aus der Natur oder als
Nahrungsergänzung –
wie sie wirken,
warum sie helfen**

Extra:
Die fatalen
Denkfehler
der Vitamin-
Gegner

HEYNE ‹

Inhalt

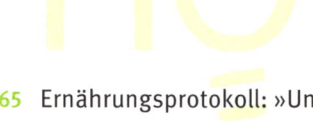

Vorwort

WUSSTEN SIE EIGENTLICH, dass in Deutschland noch immer jedes Jahr 700 Kinder mit »offenem Rücken« geboren werden, weil die Mutter unter einem Mangel an Folsäure litt? Dass von den 2,5 Millionen Menschen, die in Europa jedes Jahr neu an Krebs erkranken, die meisten immer noch nichts davon gehört haben, dass das kostengünstige Vitamin C auch eine starke Waffe gegen Krebs sein kann – und nicht nur die teure Chemotherapie? Und wussten Sie, dass Vitamin-D-Mangel bei älteren Menschen weitverbreitet ist und zu immer mehr Hüftgelenks- und Oberschenkelhals-Brüchen führt – oft mit tödlichen Komplikationen?

Viele Menschen wissen das nicht. Obwohl seit vielen Jahren Studien zu jedem einzelnen Vitamin vorliegen, die eindeutig zeigen: Vitamine halten uns gesund. Vitamine verlängern unser Leben. Umgekehrt gilt: Vitaminmangel macht uns krank. Schwer krank sogar. Die medizinischen Zusammenhänge sind bekannt. Und trotzdem verbreiten Zeitschriften und Fernsehsender hierzulande mit aggressiven Beiträgen Angst und Schrecken rund um das Thema Vitamine.

Im Januar 2012 war es wieder so weit: Der *Spiegel* trat mit der Titelstory »Die Vitamin-Lüge: Das Milliarden-Geschäft mit überflüssigen Pillen« eine große Anti-Vitamin-Kampagne los. Tenor: Vitamine seien nutzlos, mehr noch: sie verursachten Krankheiten oder wirkten sogar tödlich. Wer »unsinnige« Vitaminpräparate zu sich nehme, gehöre wahrscheinlich auch zu den »Leuten mit höherem sozioökonomischen Status« und zu den »gesundheitsbewussten Akademikern«, die ebenso töricht seien, homöopathische Globuli einzuwerfen oder zu Energieheilern und Schamanen zu gehen. Der Autor zog Querverbindungen zu SS-Chef Heinrich Himmler und zur »Vitamingläubigkeit« unter der Nazidiktatur. Und er präsentierte medizinische Studien, die nicht nur veraltet waren, sondern die er auch verzerrt darstellte. Dämonisierung (die Pharmaindustrie, die Vitaminpräparate), Verunglimpfung (die Verbraucher, vor allem »die Reichen«), Fehlinformation durch falsch dargestellte wissenschaftliche Studien. So, genau so funktioniert Propaganda. Ich war fassungslos.

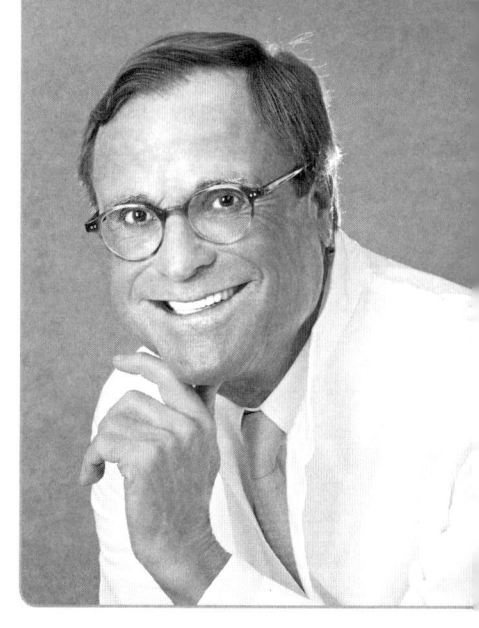

Wellen der Empörung

Wenige Tage nach der *Spiegel*-Story legte die Zeitschrift *Öko-Test* nach mit dem Titel »Pillen, die krank machen«. Das Titelbild: eine Knochenhand mit Tabletten – also plattester Propaganda. Das Thema wanderte munter durch die Medienlandschaft. Viele wiederholten die unsauber zusammengeschusterten Thesen und stimmten fröhlich ein in das große Konzert der Empörten. Und greifen bis heute auf die haarsträubend falsch dargestellten Fakten zurück.

Es folgten detaillierte Gegendarstellungen aus der Lebensmittelwirtschaft, von Nahrungsmittelergänzungs-Herstellern, von Medizinern, selbstverständlich auch von mir. Doch das interessiert niemanden mehr, wenn die große Welle schon gerollt ist. Monatelang habe ich mich aufgeregt über den publizierten Unsinn. Dann habe ich beschlossen, etwas gegen die Desinformation zu tun.

Das Ergebnis liegt vor Ihnen: In diesem Buch zeige ich Ihnen, wie argumentiert wird und warum. Ich erkläre Ihnen, was man mit medizinischen Studien messen kann und was nicht. Und wenn es Sie interessiert: Ich habe alle Studien, die der *Spiegel* so nachlässig für seine Zwecke umgedeutet hat, für Sie neu – und zwar wissenschaftlich korrekt – interpretiert.

Forever young mit Vitaminen

Lassen Sie sich nicht verunsichern von den Argumenten der verschiedenen Pro- und Anti-Vitamin-Lobbyisten, die sich in der Öffentlichkeit eine derartige Schlammschlacht liefern angeblich, um Sie und Ihre Gesundheit zu schützen. Darum geht es gar nicht. Im Vordergrund stehen Geschäftsinteressen. Und Wichtigtuerei.

Um es gleich vorwegzunehmen: Ja, ich entwerfe selbst Nahrungsergänzungsmittel – wobei mir hier nicht nur die Wirkung wichtig ist, sondern auch der gute Geschmack. Über www.strunz.com können Sie Nahrungsergänzung erwerben. Und, ja, ich habe ein naturwissenschaftlich geprägtes Welt- und Menschenbild. Dazu stehe ich. Ich engagiere mich leidenschaftlich für wissenschaftliche Aufklärung – in meiner Praxis, mit meinen Büchern und mit meinen täglichen Online-News. Ich stemme mich heftig gegen Desinformationen. Dabei ist es mir gleichgültig, ob die Fehlinformationen

- von der Lobby des Teils der Pharmaindustrie kommt, die mit Vitaminen Geld verdient,
- oder von der Lobby des Teils der Pharmaindustrie, die mit Cholesterinsenkern oder Chemotherapie Geld verdient und deshalb nicht an Studien interessiert ist, die die Wirksamkeit kostengünstiger Vitamine zeigen,
- oder von der Lobby der Nahrungsergänzungshersteller,

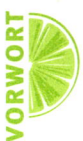

- oder von der wild zusammengewürfelten Vitamingegner-Fraktion aus Medienunternehmen und Journalisten, Heilpraktikern und Anthroposophen, Herstellern alternativer Bio-Vitaminpräparate (die sich freilich nicht gegen Vitamine an sich stemmen, sondern zuweilen gegen die von der Pharmaindustrie vertriebenen Vitamine) und allen anderen, die sich, aus welchen Gründen auch immer, gegen Vitamine empören,
- oder schließlich von Bundesbehörden und staatlichen Instituten, die in Deutschland Vitaminpolitik machen.

Obwohl ich selbst mit Nahrungsergänzungsmitteln arbeite, fühle ich mich doch keiner dieser Parteien zugehörig, sondern allein meiner Profession als Arzt und Naturwissenschaftler verpflichtet. Und als solcher will ich, mehr noch muss ich zu strittigen Fragen der gesundheitlichen Aufklärung Stellung nehmen.

Machen Sie sich stark für Ihre Gesundheit – und mit Ihrem neuen Wissen auch für die Gesundheit Ihrer Familie, Ihrer Freunde, Ihrer Kollegen. Vertrauen Sie Ihrem gesunden Menschenverstand. Und dem, was Ihr Körper Ihnen zurückmeldet, wenn Sie ihn mit gesunden Vitaminen versorgen. Das allein zählt.

Ich wünsche Ihnen alles erdenklich Gute!

Herzlichst Ihr

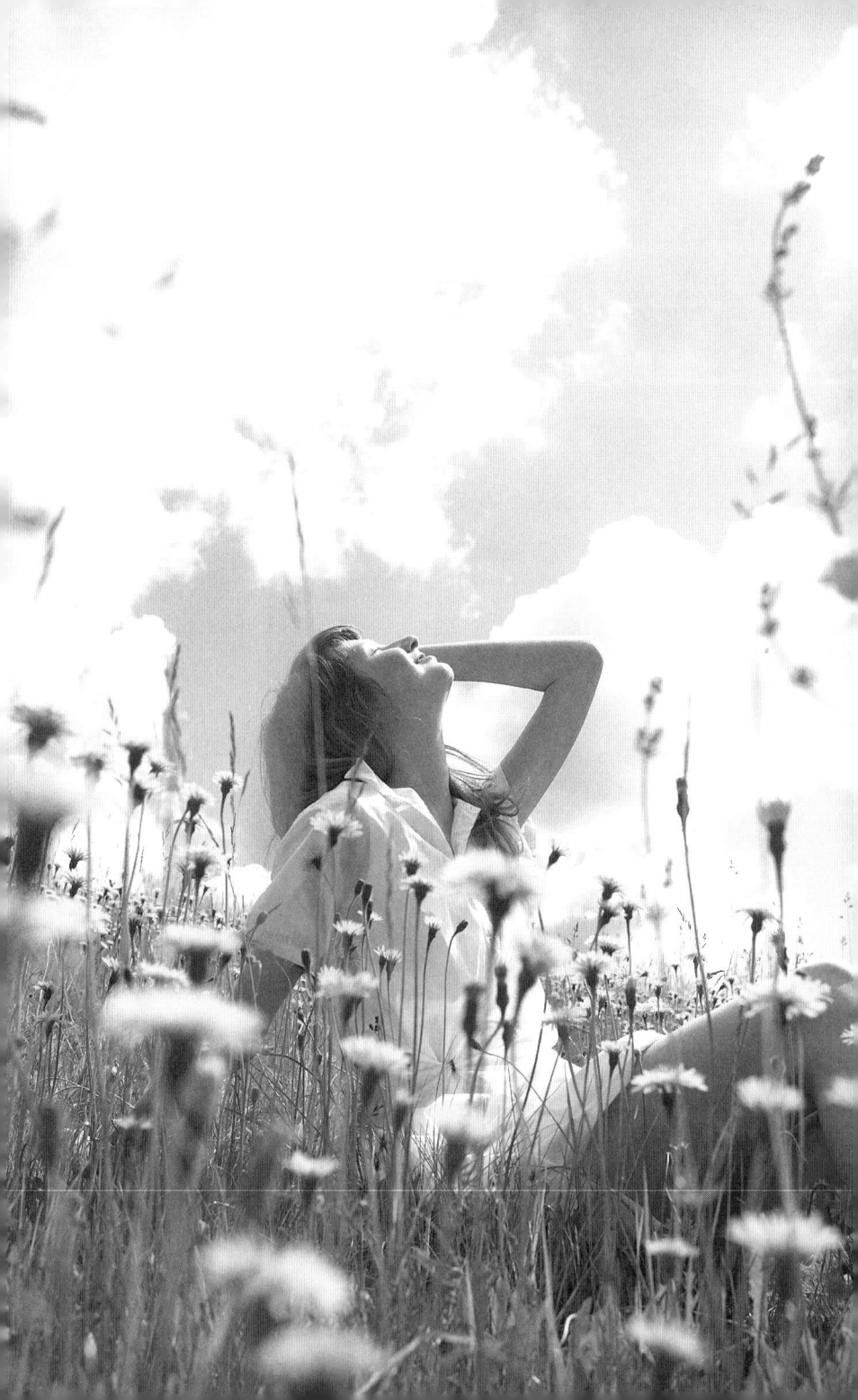

Vitamine sind Leben

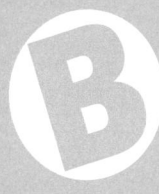

Bevor wir tiefer in das wichtige Thema Vitamine einsteigen, schauen wir auf die Grundlagen: Was genau sind Vitamine? Warum braucht unser Körper sie so dringend? Wo kommen sie her? Wer erforscht sie? Und wie werden sie von der Wissenschaft unter die Lupe genommen?

Was heißt »Vitamin«?

VITAMINE SIND LEBENSBAUSTEINE. Sie sind Teil vieler Enzyme und Botenstoffe und steuern lebenswichtige Reaktionen und Stoffwechselprozesse in unserem Körper. Wichtig zu wissen: Vitamin D können wir in unserem Körper mithilfe der ultravioletten Sonnenstrahlen selbst produzieren. Vitamin K wird von Bakterien der Darmflora gebildet. Alle anderen Vitamine müssen wir über unsere Nahrung aufnehmen. Und das ist heute gar nicht mehr so einfach wie noch in der Steinzeit.

»Vita« ist Leben

Wenn wir das Wort »Vitamin« hören, haben wir sofort Bilder im Kopf: Wir denken an eine aufgeschnittene Orange (Vitamin C), an knackiges Blattgemüse (Vitamin E) oder an fröhliche Menschen, die sich in der Sonne bewegen (Vitamin D). In den USA sieht es anders aus: Dort denken die meisten Menschen an »Tabletten«, sobald von Vitaminen die Rede ist. Hier sind wir noch nicht so weit, und das ist auch gut so.

Woher kommt eigentlich der Begriff »Vitamin«? Der erste Teil, *vita*, ist ein lateinisches Wort. Es heißt *Leben*. Der zweite Teil des Wortes leitet sich von *Thiamin* ab, das heute als Vitamin B_1 bekannt ist. Thiamin wurde Ende des 19. Jahrhunderts als eines der ersten Vitamine entdeckt. Forscher wollten herausfinden, warum an Beriberi (eine Vitaminmangelkrankheit) erkrankte Menschen mit Reiskleie geheilt werden konnten. Sie stießen dabei auf besondere Aminogruppen, die für den Menschen offenbar lebensnotwendig sind.

Casimir Funk gelang es 1912, aus Reiskleie Thiamin zu isolieren. Wegen der entdeckten Aminogruppe pägte er aus *vita* und *amin* das neue Wort *Vitamin*.

Entdeckung auf dem Hühnerhof

Bei der Entdeckung half ein Zufall: 1886 wurde der niederländische Arzt Christiaan Eijkman in die Kolonie Holländisch-Ostindien (jetzt: Indonesien) geschickt, um die Ursache der Beriberi-Seuche zu erforschen, die unter der armen Bevölkerung viele Todesopfer gefordert hatte. Die Krankheit befiel Nerven und Muskeln so, dass Patienten sich nur noch »steifbeinig« bewegen konnten, dass sie Atemprobleme hatten oder ihr Herz versagte. Eijkman suchte nach Bakterien und Mikroben, fand aber keine. Dann beobachtete er Hühner, die auch von Beriberi befallen waren, plötzlich aber wieder gesund wurden. Als er der Sache nachging, stieß er auf einen Koch, der die Hühner statt mit dem »guten« weißen, geschälten Reis aus Militärbeständen mit »einfachem« braunen Reis fütterte. Eijkman führte Experimente mit verschiedenem Futter durch und glaubte zunächst, dass sich in der Reisschale eine Art Beriberi-Gegengift befände. Es war schließlich der Brite Sir Frederick Gowland Hopkins, der herausfand, dass in der Schale »Nahrungsmittelfaktoren« enthalten sind, die gegen Beriberi wirken. Es war Thiamin bzw. das Vitamin B_1. 1929 erhielten Eijkman und Hopkins für ihre bedeutende Erkenntnis den Medizin-Nobelpreis.

Bis Mitte des 20. Jahrhunderts wurden nach und nach alle Vitamine entdeckt, isoliert, ihre Strukturen wurden aufgeklärt und ihre Wirkungsmechanismen untersucht. Dafür wurden zwischen 1928 und 1964 insgesamt zwölf Nobelpreise in Chemie und Medizin (siehe Tabelle auf Seite 15) vergeben.

Bei manchen Vitaminen sind die Kohlenstoffatome in einem oder mehreren Ringen angeordnet, bei anderen in Ketten, wiederum bei anderen handelt es sich um eine Kombination aus Ringen und Ketten. Neben den Kohlenstoffatomen enthalten die Vitaminmoleküle weitere Atome: Wasserstoff, Sauerstoff und Stickstoff.

Einige Vitamine sind Säuren, das heißt, an einem ihrer Enden befinden sich zwei Sauerstoffatome und ein Wasserstoffatom (Vitamin C, Folsäure, Vitamin B_3, B_{13}). Das Vitamin B_{12} ist ein ganzes Sammelsurium von Ringen und Ketten aus Kohlen-, Stick-, Wasser- und Sauerstoff, das in der Mitte von einem Kobalt-Ion zusammengehalten wird. Auch wird mit dem Namen Vitamin manchmal nur eine ganz bestimmte Verbindung bezeichnet (wie beim Vitamin C/Ascorbinsäure) oder eine ganze Gruppe von ähnlichen Verbindungen.

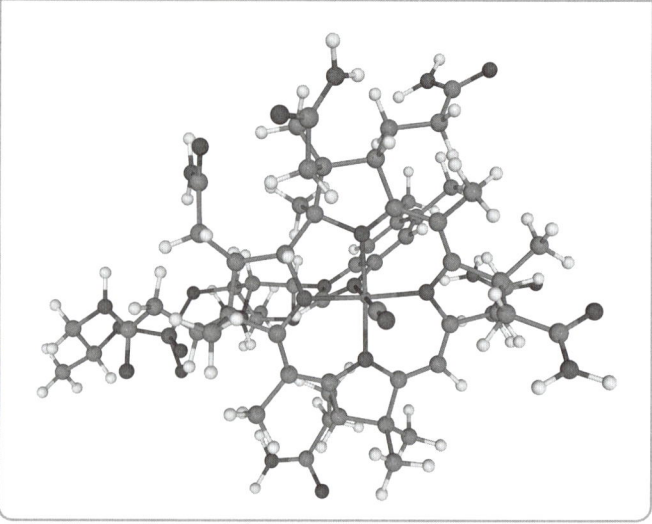

Vitamin B_{12}, Cobalamin-Molekül

PREISTRÄGER	JAHR UND FACH	VITAMIN
A. D. R. Windaus	1928 Chemie	Sterine und Vitamin D
C. Eijkman	1929 Medizin	Thiamin
F. G. Hopkins	1929 Medizin	Thiamin
P. Karrer	1937 Chemie	Carotinoide und Flavine
W. N. Haworth	1937 Chemie	Kohlenhydrate und Vitamin C
A. Szent-Gyorgyi	1937 Medizin	Vitamin C
R. Kuhn	1938 Chemie	Vitamine und Carotinoide
H. C. P. Dam	1943 Medizin	Vitamin K
E. A. Doisy	1943 Medizin	Vitamin K
F. A. Lipman	1953 Medizin	Coenzym A und Pantothensäure
H. Krebs	1953 Medizin	Coenzym A und Pantothensäure
D. Hodkin	1964 Chemie	Vitamin B_{12}

Nicht alle Vitamine enthalten »amin«

Heute wissen wir, dass nicht alle Vitamine Aminogruppen enthalten. Sie sind chemisch überhaupt nicht einheitlich aufgebaut, sondern weisen sehr unterschiedliche Größen, Formen und weitere Bestandteile auf, und sie gehören ganz unterschiedlichen Stoffklassen an.

Es gibt auch Substanzen wie Beta-Carotin, die wir als Provitamine aufnehmen. Das heißt: Die in der Nahrung enthaltenen Vorstufen des Vitamins werden im Körper noch einmal leicht verändert, bevor sie als endgültige Vitamine wirken können.
Die 13 bekannten Vitamine sind also in ihrer Form und Zusammensetzung sehr unterschiedlich. Ihre Gemeinsamkeit besteht darin, dass der Körper sie unbedingt braucht. Sie erfüllen lebenswichtige Funktionen im Stoffwechsel, sind Bestandteile des antioxidativen

Zellschutzsystems und regulieren das An- und Abschalten bestimmter Gene.

Die Sache mit dem Alphabet

Das erste Vitamin, das beschrieben werden konnte, war ein B-Vitamin. Genauer: B_1. Die Vitamine A, C, D und E bilden mit B zusammen eine schöne alphabetische Reihenfolge. Wie kommt es dann aber, dass wir außerdem ein Vitamin K kennen, aber keine Vitamine zwischen F und J?

In der Frühzeit der Vitaminforschung wurden immer wieder Substanzen gefunden, die von den Forschern zunächst für ein Vitamin gehalten wurden, sich dann aber doch als etwas anderes entpuppten. Außerdem konnten sich manche Buchstaben einfach nicht durchsetzen: So spricht heute zum Beispiel niemand mehr von Vitamin H, sondern von Biotin.

Vitamin K landete ausgerechnet auf der elften Stelle im Alphabet, weil sein Entdecker, der Däne Carl Peter Henrik Dam, 1934 die Bezeichnung »Koagulations-Vitamin« vorschlug. Daher das K. Er bekam für seine Entdeckung 1943 einen Nobelpreis in Medizin.

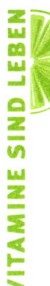

Vitamine als Politikum

NACH DER ENTDECKUNG DER VITAMINE wurde schnell klar, welche Bedeutung die Vitaminversorgung für die Volksgesundheit hat. Darum war das Thema von Beginn an ein Politikum, und das ist es bis heute geblieben.

In den Schulen gab es Aufklärungsunterricht zu Mangelerkrankungen. Die Kinder lernten den Zusammenhang zwischen einem Mangel an Vitamin A und einer möglichen Erblindung. Sie erfuhren, dass zu wenig Vitamin B zu Beriberi, zu wenig Vitamin C zu Skorbut und zu wenig Vitamin D zu Rachitis führen konnte.

Diese Mangelerkrankungen treten hierzulande eigentlich kaum mehr auf. Doch zu Beginn des 20. Jahrhunderts gab es zahllose rachitische Kinder mit verkrümmten Beinen oder Rücken. Zur Zeit des Nationalsozialismus sollten Vitamine »den Volkskörper von innen stärken und in einen optimalen, d. h. vor allem besonders leistungsfähigen Zustand versetzen«, so der Pharmazie-Historiker Heiko Stoff in seiner Studie über die Geschichte der Wirkstoffe. Deshalb wurden zum Beispiel Vitaminbonbons (sogenannte V-Drops) an Frontsoldaten verteilt.

Bis heute kümmert sich der Staat – und das gilt nicht nur für Deutschland – um die Vitaminversorgung der Bevölkerung. Hierzulande geschieht dies zum Beispiel durch regelmäßige Nährstoffempfehlungen (»D-A-CH-Referenzwerte«), aber auch durch flächendeckende Untersuchungen der Ernährungsgewohnheiten in »Nationalen Verzehrsstudien« (NV I und NV II).

Wenn Sie andere Bücher von mir gelesen haben oder meine täglichen News verfolgen, wissen Sie: Über die »staatlichen« Empfehlungen zur Vitaminzufuhr rege ich mich fast täglich auf. Dazu später mehr.

Bausteine für Ihre Gesundheit

Wir Menschen betrachten uns zwar gerne als Krönung der Schöpfung, tatsächlich sind uns aber im Laufe der Evolution jede Menge Fähigkeiten verloren gegangen. So sind wir nicht zur Biosynthese, das heißt zum Aufbau komplexer organischer Substanzen wie beispielsweise von Vitaminen fähig – Mikroorganismen und Pflanzen können das! Und sogar Kühe sind in der Lage, mithilfe ihrer Pansenbakterien Vitamin B selbst herzustellen.

Professor Krishna Chatterjee hatte schon 1975 gezeigt, dass Tiere wie Hund, Kuh, Ziege, Katze und Kaninchen Vitamin C im Dünndarm selbst bilden. Umgerechnet auf 70 Kilogramm Körpergewicht können sie 10 000 Milligramm Vitamin C produzieren. Also täglich zehn Gramm.

Von Ratten weiß man außerdem, dass ihre Vitamin-C-Produktion vom Stresslevel abhängt. Sitzt die deutsche Hausratte, bildlich gesprochen, gemütlich vor dem Fernseher, produziert sie fünf Gramm Vitamin C pro Tag. Gerät sie in Stress, stellt sie 100 Gramm her! Umgerechnet auf das Körpergewicht eines Menschen.

Warum ich das so akribisch vorrechne? Weil die Deutsche Gesellschaft für Ernährung (DGE) eine tägliche Aufnahme von 100 Milligramm pro Tag empfiehlt. Darum.

Affen können übrigens Vitamin C nicht selbst produzieren, genauso wenig wie wir. Ihnen und uns bleibt nichts anderes übrig, als Obst und Gemüse zu essen, in denen Vitamine in Hülle und Fülle enthal-

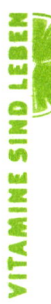

ten sind. Außerdem tierische Nahrungsmittel wie Fleisch, Milchprodukte und Eier, in denen Vitamine gespeichert oder in Coenzyme
eingebaut sind.

Wichtig ist: Es gibt in der Natur nicht ein einziges Lebensmittel,
das alle für uns wichtigen Nährstoffe enthält. Wir müssen uns deshalb möglichst abwechslungsreich ernähren. Also anders als der
Große Panda, dem zehn bis zwanzig Kilo Bambussprossen am Tag
ausreichen, garniert mit einigen Blumen (Enziane oder Lilien zum
Beispiel).

Abwechslungsreich heißt: Obst *und* Gemüse *und* hochwertige Fette
und auch, sehr überlegt und in strengen Maßen, Kohlenhydrate.
Nur so haben wir Zugang zu allen Vitaminen – also zu fettlöslichen
und zu wasserlöslichen Lebensbausteinen.

Wasserlösliche und fettlösliche Vitamine

Wahrscheinlich ist Ihnen die Einteilung in fettlösliche und wasserlösliche Vitamine schon einmal begegnet. Zur Auffrischung Ihres
Wissens hier noch einmal die Hintergründe im Detail:

Wasserlösliche Vitamine: Dazu gehören Vitamin C und die Vitamine der B-Gruppe, aber auch Folsäure, Pantothensäure und Biotin.
Diese Vitamine wirken in der wässrigen Umgebung der Zellen und
in den Zellen selbst. Sollten zu viele dieser Vitamine in unseren Körper gelangen, so scheiden wir sie über den Urin einfach wieder aus.
Das ist der Vorteil. Und zugleich der Nachteil dieser Vitamine. Denn
unser Körper ist kaum fähig, sie zu speichern, und braucht daher
permanent Nachschub.

Fettlösliche Vitamine: Zu dieser Gruppe zählen die Vitamine E, D,
K und A. Wir können diese Vitamine nur verwerten, wenn sie in
die Nahrungsfette eingebaut sind und über die Lymphe ins Blut

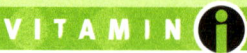

Von Mol bis µg: Die wichtigsten Maßeinheiten

Die meisten Vitamine und Mineralstoffe werden in Milligramm (mg), in Mikrogramm (µg) oder in Nanogramm (ng) gemessen. Dabei gilt:

- **1 Gramm (g) = 1000 Milligramm (mg)**
- **1 Milligramm (mg) = 1000 Mikrogramm (µg)**
- **1 Mikrogramm (µg) = 1000 Nanogramm (ng)**

Fettlösliche Vitamine (A, E, D und K) werden im Allgemeinen nach Internationalen Einheiten (I. E.) gemessen. Diese Einheiten werden von der Weltgesundheitsorganisation WHO definiert und sind für jeden Wirkstoff oder Arzneistoff anders. Diese Maßeinheit wird im deutschen, englischen und französischen Sprachraum jeweils anders abgekürzt, bedeutet aber immer das Gleiche:

- **Internationale Einheit (I. E.) = International Unit (I. U.)**
  = Unité Internationale (U. I.)

(nachstehend immer I. E.)

Beispiele:

1 I. E. Vitamin A ≙ 0,3 μg Retinol ≙ 0,6 μg Beta-Carotin

1 I. E. Vitamin B1 ≙ 3 μg Thiaminhydrochlorid

1 I. E. Vitamin C ≙ 50 μg L-Ascorbinsäure

1 I. E. Vitamin D3 ≙ 0,025 μg Vitamin D3 ≙ 65,0 pmol Vitamin D3

1 I. E. Vitamin E ≙ 910 μg DL-α-Tocopherol ≙ 670 μg D-α-Tocopherol

In unserem Blut lassen sich Vitamine nachweisen. Je mehr Vitamine wir zu uns genommen haben, desto höher fällt tendenziell der Vitamin-spiegel aus. Die Konzentration einer Substanz in einem Liter Lösungs-mittel wird angegeben in Mol pro Liter (mol/l).

- 1 Mol (mol) = 1000 Millimol (mmol)
- 1 Millimol (mmol) = 1000 Mikromol (μmol)
- 1 Mikromol (μmol) = 1000 Nanomol (nmol)
- 1 Nanomol (nmol) = 1000 Picomol (pmol)

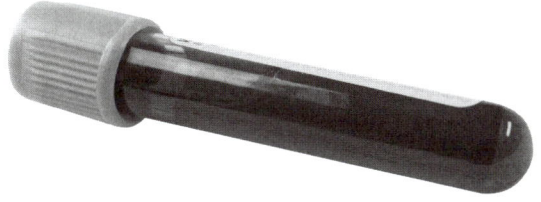

≙ = *entspricht etwa*

gelangen können. Dann kommen sie dort zum Einsatz, wo es ebenfalls »fettig« ist: in den Wänden der Zellen,der Muskelfasern und der Leber. Anders als wasserlösliche Vitamine können fettlösliche Vitamine durchaus gespeichert werden. Das ist ein Vorteil. Und zugleich ein Nachteil: Denn weil wir nur geringe Mengen dieser Vitamine ausscheiden können, kann es zu gefährlichen Überdosierungen kommen.

Ein Sonderfall ist **Vitamin D**: Dieses können wir selbst im Körper bilden. Aber nur bei ausreichendem Sonnenlicht! Nach einem langen, dunklen Winter wie in unseren Breitengraden sind die Reserven bei den meisten Menschen auf ein bedrohliches Maß geschrumpft. Warum eigentlich, fragen Sie sich? Vielleicht liegt es daran, dass die Vorfahren der gesamten Menschheit aus Afrika stammen. Dort hat man die ältesten Menschenknochen gefunden. Und dort scheint die Sonne häufiger und intensiver als hier bei uns.

Woher Vitamine kommen

Wasserlösliche Vitamine sind vor allem in Obst und Gemüse enthalten, fettlösliche Vitamine finden wir in Ölen oder Nüssen. Ein guter Lieferant für B-Vitamine sind Fisch und Fleisch. Wichtig zu wissen – vor allem für Vegetarier und Veganer: Vitamin A und Vitamin B_{12} kommen *nur* in tierischen Produkten vor.

Doch warum stecken Vitamine überhaupt in unserer Nahrung? Ganz einfach: Weil alle höheren Lebewesen aus Zellen aufgebaut sind. In diesen Zellen findet der ständige Prozess des Lebens statt. Und das Zusammenspiel der Zellen ermöglicht es, dass der Mensch und alle anderen mehrzelligen Lebewesen überhaupt existieren. Vitamine sind ein existenzieller Teil der Abläufe in den Zellen. Wenn jede ein-

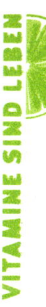

zelne kleine Zelle optimal versorgt und somit gesund ist, ist das ganze Lebewesen gesund.

Kurz: In einer gesunden Tomate oder in einem Glas frischer Milch stecken genau die Vitamine, die für die Gesundheit der Tomatenpflanze oder der Kuh gesorgt haben und die genauso auch für unsere Gesundheit sorgen können.

Obst und Gemüse sind kein Allheilmittel mehr

Nun hört man aber oft, dass unser heutiges Obst und Gemüse weniger vitaminreich ist als früher. Die Deutsche Gesellschaft für Ernährung (DGE) stellt in ihrem Ernährungsbericht von 2004 zwar fest, dass sich aus den vorliegenden Daten diese Tendenz nicht ablesen lässt. Das klingt zunächst positiv, schaut man sich die Zusammenhänge aber näher an, muss man sehr skeptisch werden.

Obst und Gemüse haben nur noch eine geringe Wirkung gegen Krebs: Bisher galt: Mit Obst und Gemüse kann man sich zu 35 Prozent vor Krebs schützen. Das war der Stand im Jahr 1981 (veröffentlicht in JNCI 1981; 66: 1191). Heute gilt nur noch die Drei-Prozent-Regel: Pro 200 Gramm Obst und Gemüse pro Tag sinkt das Krebsrisiko um drei Prozent. Würden wir also 800 Gramm Obst und Gemüse zu uns nehmen, könnten wir das Krebsrisiko um zwölf Prozent senken. Immerhin. Aber zeigen nicht auch andere Studien, dass Multivitamine einen 75-prozentigen Schutz bieten? Dass Vitamine wirken, aber Obst nicht? Fakt ist: Das von Ihnen gekaufte Obst und Gemüse ist weitgehend »ohne Inhalt«. Und das ist natürlich genau der Grund, warum der Schimpanse (dessen Nahrung zu 80 Prozent aus Obst und Gemüse besteht) keinen Krebs bekommt: Der Schimpanse pflückt das Obst direkt vom Baum. Wenn Sie nicht auf einem Obsthof wohnen und auch kein eigenes Gemüse anbauen, sollten Sie also über zusätzliche Vitamine nachdenken.

Bio ist immer noch besser: Andere Studien zeigen, dass zum Beispiel Bio-Obst und Bio-Gemüse mehr Vitamine enthalten als konventionell angebaute Nahrungsmittel. Beispiel Tomaten: Aurelice Oliveira von der Universidade Federal do Ceará in Brasilien und ihre Kollegen haben herausgefunden, dass »sportliche« Tomaten gesünder sind als rundum verwöhnte Tomaten, die sich nie anstrengen mussten. Genauer: Konventionell angebaute Tomaten leben in einem Überfluss an Nährstoffen, weil sie gemästet werden. Sie müssen sich auch nicht mit Insekten, Pilzen und anderen Angreifern herumärgern, weil diese durch Spritzmittel ferngehalten werden. Anders die Bio-Tomaten. Sie werden nur mit Mist, Gülle und Pflanzenresten gedüngt. Drohen Pilzinfektionen, bekommen sie eine Mischung aus Löschkalk und Kupfersulfat. Sie müssen sich also anstrengen, wenn sie überleben wollen. Das kostet Kraft, und deshalb sind sie tendenziell leichter und kleiner als ihre verwöhnten Artgenossen. Dafür aber enthalten sie bis zu 57 Prozent mehr Vitamin C, außerdem erhöhte Mengen Zucker und sekundäre Pflanzenstoffe und doppelt so viele aktive Enzyme. Die erschwerten Bedingungen, unter denen die Biopflanzen aufwachsen, mobilisieren Lebenskraft! »Couch-Tomatos« sind dicker und weniger widerstandsfähig. Genau wie »Couch-Potatoes«.

Vitamine leben nicht lang: Außerdem ist heute bekannt, wie empfindlich Vitamine auf Lagerung und Transport, auf den Einfluss von Sauerstoff, Licht und Temperaturveränderungen reagieren. Werden zum Beispiel Äpfel oder Kartoffeln sehr lange gelagert, werden enzymatische Prozesse in Gang gesetzt, die Vitamine abbauen. Messungen haben gezeigt, dass ein Apfel vom Viktualienmarkt in München etwa zwölf Milligramm Vitamin C pro 100 Gramm enthält. Wenn Sie Pech haben, auch nur acht Gramm. Und wenn Sie ihn ein paar Tage lang zu Hause gelagert haben, enthält er nur noch zwei

Milligramm. Betrachten Sie Nährwerttabellen deshalb immer sehr kritisch.

Kochen zerstört Vitamine: Beim Kochen von Nahrungsmitteln wandern wichtige Vitamine erst ins Kochwasser und dann in den Abfluss. Beispiel Erbsen in der Krankenhauskantine: Frisch und tief eingefroren sind Erbsen voller Vitamine. Beim Auftauen enthalten sie pro 100 Gramm noch 20,5 Milligramm Vitamin C. Nach dem Kochen allerdings nur noch 8,1 Milligramm. Nach einer Stunde im Warmhaltewagen auf Station 3,7 Milligramm und auf dem Teller des Patienten schließlich noch 1,1 Milligramm. Damit haben wir fast nichts mehr von dem, was die Natur uns zur Verfügung stellt.

Warm halten ist für Vitamine tödlich: Wenn Nahrungsmittel sehr kurz und bei hohen Temperaturen erhitzt werden, ist der Vitaminverlust geringer, als wenn sie stundenlang warm gehalten werden. Die Tabelle auf Seite 26 zeigt, dass fast alle Vitamine auf Temperaturen mit Zerfallsprozessen reagieren. Es kann Ihnen also passieren, dass Ihr Kantinengemüse so gut wie gar kein Vitamin C mehr enthält.

Schockfrosten rettet Vitamine: Anders sieht es bei Tiefkühlprodukten aus. Wird hier hochwertiges Obst und Gemüse verarbeitet, das genau zum richtigen Zeitpunkt geerntet (also weder unreif noch zu reif) und dann sofort eingefroren wird, kann es mehr Vitamine enthalten als vermeintlich »frisches« Obst, das aber schon viele Tage auf dem Markt oder in der eigenen Vorratskammer gelagert wurde.

Beständigkeit verschiedener Vitamine gegen äußere Einflüsse (Licht, Hitze, Luftsauerstoff)							
	pH7	<pH7	>pH7	O$_2$	Licht	Temp.	max. Verluste
Vitamin A	•	↓	•	↓	↓	↓	40 %
ß-Carotin	•	•	↓	↓	↓	↓	?
Vitamin B$_1$	↓	•	↓	↓	•	↓	80 %
Vitamin B$_2$	•	•	↓	•	↓	↓	75 %
Vitamin B$_6$	•	•	•	•	↓	↓	40 %
Vitamin B$_{12}$	•	•	•	↓	↓	•	10 %
Vitamin C	↓	•	↓	↓	↓	↓	100 %
Vitamin D	•	↓	↓	↓	↓	↓	40 %
Vitamin E	•	•	•	↓	↓	↓	55 %
Vitamin K	•	↓	↓	•	↓	•	5 %
Biotin	•	•	•	•	•	↓	60 %
Folat	↓	↓	•	↓	↓	↓	100 %
Panthothensäure	•	↓	↓	•	•	↓	50 %

• = stabil ↓ = unstabil ? = nicht bekannt

(aus Vitamin-Lexikon: Bössler, Golly, Loew & Pietrzik, 3. Auflage 2002)

Mythos Vollkorn

Die Deutsche Gesellschaft für Ernährung (DGE) predigt gebetsmühlenartig Vollkornprodukte. Klar: Vollkorn enthält auch Vitamine. Aber nicht zwingend. Ich zumindest wüsste nicht, wie man in einer gekochten Vollkornnudel jemals ein Vitamin finden sollte. Mir drängt sich folgender Eindruck auf: Seit klar ist, dass Mehl und Nudeln weder die wahren Gesundmacher noch die wahren Schlankmacher sind, fügt die staatliche Ernährungsbehörde einfach immer das Wörtchen »Vollkorn« bei, wenn es um Kohlenhydrate geht.

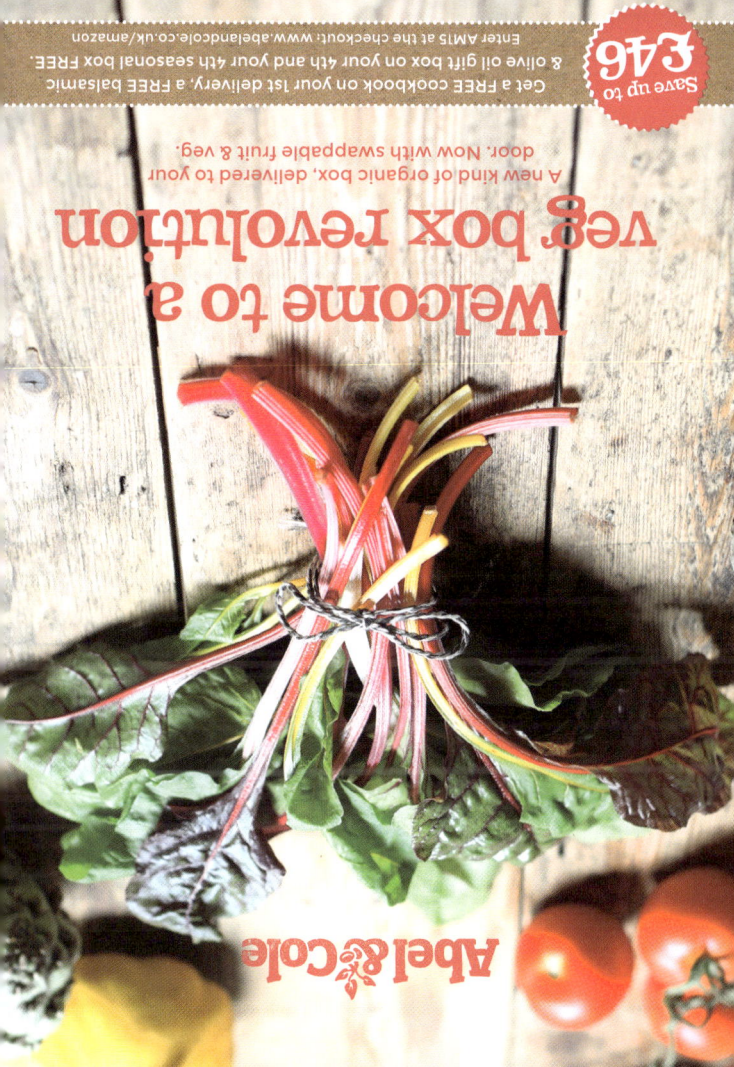

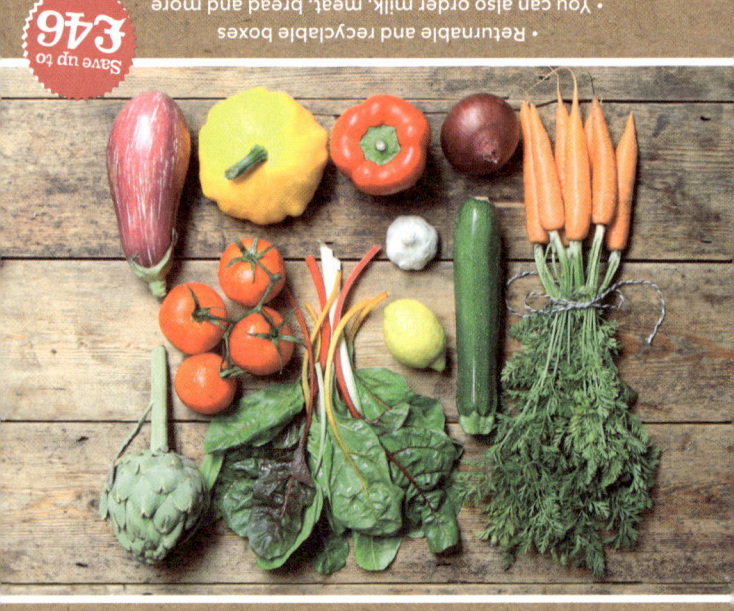

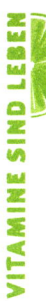

Doch wie viele Vitamine stecken tatsächlich in Vollkorn? Ich wollte das genau wissen. Und Sie sicherlich auch. Deshalb habe ich Ihnen aus dem Buch »Das Paläo-Prinzip« (2009) von Professor Loren Cordain die folgende Tabelle abgeschrieben. In dieser Tabelle werden die Inhaltsstoffe des vollen Getreidekorns verglichen mit Gemüse und Fisch. Sehen Sie selbst:

Inhaltsstoffe im Vergleich – jeweils Milligramm pro 100 kcal

	VOLLKORN	GEMÜSE	FISCH
Vitamin B_1	0,12	0,26	0,08
Vitamin B_2	0,05	0,33	0,09
Vitamin B_3	1,12	2,73	3,19
Vitamin B_6	0,09	0,42	0,19
Vitamin B_{12} (µg)	0,00	0,00	7,42
Folsäure (µg)	10,30	208,30	10,80
Vitamin A (RE)	2,00	687,00	32,00
Vitamin C	1,53	93,60	1,90
Phosphor	90,00	157,00	219,00
Eisen	0,90	2,59	2,07
Zink	0,67	1,04	7,60
Kalzium	7,60	116,80	43,10
Magnesium	32,60	54,50	36,10

Vitamin A (RE) bedeutet Retinol-Äquivalent. Dabei gilt: 1 RE (Retinol-Äquivalent) = 1 Mikrogramm Retinol = 6 Mikrogramm β-Carotin

Es liegt auf der Hand: Vollkorn enthält alle gemessenen Vitamine in geringerer Menge als Gemüse und Fisch. (Ausnahme: Vollkorn enthält eine kleine Spur mehr Vitamin B_1 als Fisch.) Wenn ich darüber hinaus die Differenzen bei Phosphor, Eisen und Zink betrachte, kann ich nur sagen: Weg mit dem Mehl, her mit Gemüse und Fisch!

Wenn Sie auf Mehl nicht verzichten wollen, dann machen Sie wenigstens einen Bogen um weiße Auszugsmehle. Warum? Schauen Sie sich in Ruhe an, wie viele Vitamine in Weißmehl nicht mehr vorhanden sind, die – wenn auch in kleinen Mengen – in Vollkornmehl noch enthalten waren.

VITAMIN	VITAMINVERLUST BEI DER HERSTELLUNG VON AUSZUGSMEHL
Vitamin A	50 %
Vitamin B$_1$	87 %
Vitamin B$_2$	67 %
Vitamin B$_3$/Niacin	86 %
Pantothensäure	82 %
Vitamin B$_6$	33 %
Folsäure	89 %
Vitamin E	79 %

Quelle: Strunz/Jopp. Topfit mit Vitaminen. München 2010, S. 11

Fleisch und Milch sind auch nicht mehr so inhaltsreich

In meinem Buch *Das neue Anti-Krebs-Programm* habe ich auch schon darauf hingewiesen: Nicht nur wir essen viel zu viel Junkfood, unsere Nutztiere tun es auch. Weil sie nicht mehr mit Heu gefüttert werden, geschweige denn mit frischem Gras (das gibt es fast nur noch in Werbefilmen), sondern mit billigem Mais, Soja und Weizen. Also mit Futter, das sie von ihrer Natur her gar nicht verwerten können. Weil es den Kühen durch diese Fehlernährung schlecht geht, werden sie mit Medikamenten behandelt.

Die Milch wird schlechter – das ist die Folge. Wenn nämlich das verfütterte Getreide kaum Omega-3-Fettsäuren enthält, stattdessen

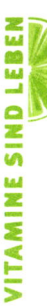

aber Omega-6-Fettsäuren, schlägt das negativ auf die Milch durch. Dann stehen diese beiden Fettsäuren nicht mehr im Verhältnis 1:1, sondern in einem Missverhältnis von 1:15 bis hin zu 1:40. Was passiert dann? Uns fehlt der Entzündungshemmer Omega 3. Dafür bekommen wir den Entzündungsförderer Omega 6 in Hülle und Fülle. Apropos Fülle: Omega 6 macht uns dick. Und Fett und Entzündungen ziehen den Krebs an.

Und jetzt zu den Vitaminen: Konventionell hergestellte Milch (also Milch von Kühen, die ihr ganzes Leben lang kein Gras und kein Sonnenlicht sehen, die die meiste Zeit angebunden im Stall stehen) enthält auch viel weniger Vitamin E, Omega-3-Fettsäuren und Beta-Carotin als Bio-Milch. Das zeigte eine Studie des Dänischen Instituts für Landwirtschaftsforschung unter der Leitung von Professor Carlo Leifert. Die Milch von Kühen, die vor allem frisches Gras, Klee und Silofutter aus diesen Bestandteilen gefressen hatten, enthielt 50 Prozent mehr Vitamin E und 75 Prozent mehr Beta-Carotin als Milch von Kühen mit Billigfutter! Ein halber Liter Bio-Milch enthält also ungefähr so viel Beta-Carotin wie eine Portion Gemüse.

Ob Bio-Fleisch nun auch mehr Vitamine enthält als konventionell produziertes Fleisch, darüber findet man im Moment widersprüchliche Angaben. Es kommt wieder einmal darauf an, wen man fragt (dazu mehr im Kapitel »Streitfall Vitamine«). Mein gesunder Menschenverstand sagt mir: Wenn ein Rind natürliches, frisches Futter frisst, das bis zum Bersten voll mit Vitaminen ist, dann muss sein Fleisch ebenfalls mehr Vitamine enthalten als das seines armen Artgenossen, der sich mit billigem Fertigfutter begnügen muss.

Warum der Körper Vitamine braucht

WISSEN SIE EIGENTLICH, wie Sie sich fühlen, wenn der Körper optimal versorgt ist? Mit Vitaminen, außerdem mit Mikronährstoffen wie Spurenelementen und Mineralstoffen, Aminosäuren und essenziellen Fettsäuren? Sie fühlen sich kraftvoll, frisch, motiviert. Leider haben sich viele Menschen mit einem permanenten Mangel abgefunden – und halten die damit verbundenen Krankheiten für normal. Legen Sie den Schalter um: Ihr Körper braucht Vitamine!

So wirken Vitamine

Viel zu viele Menschen leben hauptsächlich von quasi vitaminfreien Lebensmitteln wie Pommes frites, Toast oder Pasta. Viel zu viele Menschen haben sich daran gewöhnt, sich durch den Tag zu schleppen und den Kreislauf ab und zu mit Schokolade und Kaffee aufzuputschen. Vielleicht »werfen« sie zwischendurch sogar ein Vitaminpräparat aus dem Supermarkt ein. Irgendeins. Wird schon gut sein.

Doch das ist nicht gut. Das ist die Katastrophe unserer modernen Lebensführung, die jedes Jahr zu so vielen sogenannten Zivilisationskrankheiten führt: Adipositas, Diabetes, Herzleiden, Krebs – um nur einige zu nennen.

Komplexe Kreisläufe

Ohne Vitamine funktionieren die Abläufe in den Körperzellen nicht. Wenn aber jede einzelne kleine Zelle optimal versorgt und somit gesund ist, ist der ganze Körper gesund. Da Vitamine im gesamten Stoffwechsel wirken, ist es zwar schwierig, die Wirkung einzelner Vitamine zu erforschen – doch man weiß heute doch einiges über die Wirkungsweise der Vitamine in unserem Körper.

Vitamine, die der Mensch durch seine Nahrung aufnimmt, werden teilweise in ihrer Form verändert, oder sie docken als Vitamin im Ganzen an vorhandene Enzyme an. Der neu gebildete Komplex übernimmt dann spezifische Funktionen im Körper, die nur durch das Zusammenkommen dieses Enzym-Vitamin-Tandems überhaupt möglich werden.

Im Grunde genommen ist ein lebendiger Körper ein sich ständig erneuerndes Gebilde aus vielen einzelnen Einheiten, die allesamt miteinander vernetzt sind. Durch die Qualität der Nährstoffe, die wir zu uns nehmen, haben wir einen direkten Einfluss auf die Qualität der Zellen und Enzyme unseres Körpers.

Vitamine als Bausteine von Enzymen

Enzyme spielen in allen Abläufen eine wichtige Rolle. Sie wirken sehr speziell: Nur wenn ein genau passendes Enzym mit einem bestimmten anderen Stoff (einem Vitamin oder Gen) in Kontakt kommt, kann es dieses umwandeln oder aktivieren. Wie bei einem Schlüssel-Schloss-Prinzip können die meisten Enzyme nur an ganz bestimmten Stellen eines Stoffs oder Gens andocken und nur bei diesem strukturverändernd wirken. Man schätzt, dass am gesamten Stoffwechsel des Menschen, also den ständigen Abläufen, um einen Körper am Leben zu erhalten, etwa 10 000 unterschiedliche Enzyme in jeder Zelle beteiligt sind.

Einige Enzyme brauchen weitere Bestandteile, um aktiv werden zu können, sogenannte Cofaktoren. Besonders die wasserlöslichen Vitamine wirken als Cofaktoren, das heißt, die Enzyme können erst dann ihre spezifische Rolle in den unterschiedlichen Stoffwechselreaktionen übernehmen, wenn die richtigen Vitamine in der richtigen Menge vorliegen. Im gesamten Stoffwechsel entsteht so eine große Vielfalt unterschiedlicher Bauformen. Wichtig: Da alle Vitamine und Nährstoffe unterschiedlich sind, kann ein Stoff, der in großer Menge verfügbar ist, andere, die unzureichend vorhanden sind, nicht ersetzen. Wir brauchen sie alle.

Vitamine arbeiten zusammen

Vitamine kooperieren nicht nur eng mit den Enzymen, sondern auch untereinander. Oft ist es deshalb unsinnig oder sogar gefährlich, nur ein einziges Vitamin zuzuführen. Meistens ist ein ganzer Komplex notwendig.

B-Vitamine brauchen zum Beispiel andere B-Vitamine, um sich in ihre aktive Form als Coenzyme umzuwandeln. Deshalb ist es sinnvoll, einen Vitamin-B-Mangel mit einem Vitamin-B-Komplex zu behandeln. Es ist ohnehin kaum möglich, anhand von Mangelerscheinungen genau zu erkennen, welches der vielen B-Vitamine dem Körper denn nun fehlt.

Folsäure kann erst dann richtig wirken, wenn sich die Vitamine B_{12} und C an den Reaktionsabläufen beteiligen können. Folsäure *plus* Vitamin B_{12} *plus* Vitamin C.

Vitamin E muss immer zusammen mit Vitamin C eingenommen werden. Passiert das nicht, wird Vitamin E im Körper selbst zu einem schädlichen Stoff. Erst Vitamin C erneuert ununterbrochen die hochwirksame antioxidative Wirkung von Vitamin E. Die sogenannte *Cache County Study* an 4740 Patienten konnte übrigens zeigen, dass Vitamin E *plus* Vitamin C den gefürchteten Alzheimer um 78 Prozent verhindert. (Arch. Neurol. 2004; 61)

Vitamin A hilft auch nur dann, wenn es zusammen mit Vitamin C eingenommen wird. Ohne Vitamin C wird aus Vitamin A auch ein schädlicher Stoff. Erst Vitamin C lässt Vitamin A zu einem segensreichen Krebsschutz werden. Also: A *plus* C.

Plus. Darauf kommt es an. Sonst geht die Rechnung nicht auf.

Schutz vor freien Radikalen

Es vergeht kaum ein Tag, an dem wir nicht vor freien Radikalen gewarnt werden. Nicht nur von den Medien, sogar auf Paketen mit Fruchtsaft sind Warnungen aufgedruckt. Oder Heilsbotschaften: »Wirkt gegen freie Radikale.« Klingt wunderbar. Aber was sind freie Radikale? Was haben sie mit Vitaminen zu tun?

Freie Radikale können aus fast allen Nährstoffen entstehen, die wir aufnehmen. Außerdem aus dem Sauerstoff, den wir atmen. *Frei* und *radikal* bedeutet nicht, dass die Stoffe wie wild gewordene Guerilleros im Körper herumtoben, sondern dass bei ihnen ein Elektron fehlt. Elektronen gibt es in jedem Atom. Und aus Atomen ist alles, also auch der menschliche Körper, letztendlich aufgebaut. Da den freien Radikalen ein Elektron fehlt und weil sie diese freie Stelle gerne wieder besetzen möchten, reagieren sie schnell und gut mit anderen Stoffen. Sie sind reaktiv. »Frei« heißen sie also wegen ihrer freien Stelle in der Elektronenschale und »radikal«, weil sie viel schneller mit anderen Stoffen reagieren als Stoffe ohne Elektron.

An sich sind freie Radikale überhaupt nicht gefährlich, sondern ein völlig normaler Teil unseres Stoffwechsels. Nährstoffe wie Vitamine werden während des Stoffwechsels sogar zu freien Radikalen umgewandelt.

Problematisch wird es, wenn die Stoffe, mit denen die freien Radikale weiter reagieren möchten, nicht in ausreichender Menge vorliegen. Dann stehen die freien Radikale gewissermaßen Schlange, aber die Kantine ist geschlossen. Was passiert? Sie sammeln sich weiter an – und sind im wahrsten Sinne des Wortes sauer. Das kann der Organismus bis zu einem bestimmten Grad tolerieren, aber auf Dauer fühlt er sich damit nicht wohl, er »übersäuert«, Krankheiten entstehen.

Freies Radikal

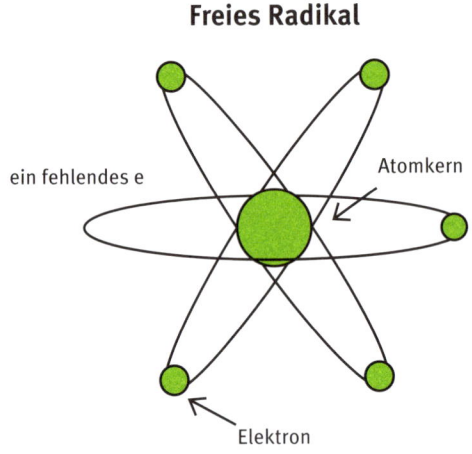

ein fehlendes e

Atomkern

Elektron

Krankheiten entstehen deshalb, weil es den freien Radikalen egal ist, ob sie mit Stoffen reagieren, die innerhalb der Stoffwechselprozesse genau dafür vorgesehen sind, oder ob sie sich einfach mit irgendeinem Stoff aus einer benachbarten Zelle verbinden. Für die freien Radikale spielt es tatsächlich keine Rolle, weil unser gesamter Organismus aus den gleichen Atomen in unterschiedlichen Zusammensetzungen aufgebaut ist. Sie nehmen das, was kommt. Auch wenn dabei Zellen zerstört werden.

Unser Körper hat zwar ein Puffersystem, mit dem er kurzfristig eine zu hohe Konzentration an freien Radikalen neutralisieren kann. Aber auch das funktioniert nur bei einer ausreichenden Versorgung mit Vitaminen und Nährstoffen. Es sind antioxidativ wirkende Vitamine wie C und E, außerdem das Provitamin A (Beta-Carotin) und alkalische Nährstoffe wie Magnesium, Kalium, Natrium und Kalzium, die freie Radikale neutralisieren können. Sie hindern Radikale daran, Zellwände zu zerstören und Zellen komplett entarten zu lassen.

Das heißt: Bei einem gesunden Gleichgewicht zwischen aggressiven freien Radikalen auf der einen Seite und abwehrenden Antioxidantien auf der anderen Seite kommt es tendenziell *nicht* zu den typischen degenerativen Erkrankungen wie Schlaganfall, Arteriosklerose, Diabetes, Alzheimer und Parkinson.

Ohne Vitamine funktioniert der Stoffwechsel nicht

Wir brauchen jede Menge Vitamine, um Kohlenhydrate, Fette und auch Vitamine verarbeiten zu können. Ein komplexes System!

1. Der Verzehr von Kohlenhydraten in größeren Mengen (viel Zucker, Nudeln, Kartoffeln, Brot und Reis) ist für Menschen mit Vitaminmangel noch schädlicher als für gut ernährte Menschen. Denn nur wenn genügend Vitamine vorhanden sind, können überhaupt die Enzyme gebildet werden, die Kohlenhydrate für den Körper als Energie in verwertbare Form umwandeln können. Bei Vitaminmangel versucht der Körper, aus den wenigen Vitaminbeständen noch Enzyme zusammenzubauen. So wird der Vitaminmangel sogar weiter verstärkt.

2. Das Gleiche gilt für Obst und Gemüse. Um alle wertvollen Inhaltsstoffe aus Obst und Gemüse nutzen zu können, müssen schon vor dem Verzehr genügend Enzyme aufgebaut worden sein – und zwar mit Vitaminen als Cofaktoren. Bei einem Vitaminmangel ist es daher empfehlenswert, mit synthetischen Präparaten nachzu-helfen. So kann der Körper wieder aktive Enzyme in ausreichender Form bilden, die Inhaltsstoffe der frischen Nahrungsmittel in den Stoffkreislauf integrieren.

3. Das meiste Fett, das wir heutzutage verzehren, besteht aus ge-sättigten Fettsäuren. Das ist Industriefett. Gesättigte Fettsäuren können aber weniger fettlösliche Vitamine binden als ungesättigte Fettsäuren. Also fehlen im Stoffwechsel wichtige Vitamine. Außer-dem sind die Membranen jeder einzelnen Zelle aus Fetten aufge-baut, und geschmeidige Membranen entstehen nur, wenn der Kör-per viele ungesättigte Fettsäuren einbauen kann. Hat er diese nicht, nimmt er auch die gesättigten Fettsäuren. Leider leidet dann die Qualität der Membranen, sie werden brüchig. Hochwertiges Fett ist essenziell für den Körper, mit dem Fett niederer Qualität ist er über-fordert. Dieses kann er bestenfalls zu Energie umwandeln, aber auch nur, wenn gerade keine Kohlenhydrate zur Verfügung stehen. Dieser Zustand ist bei den wenigsten Menschen anzutreffen, da unsere Kohlenhydratspeicher meistens mehr als voll sind.

4. Das gleiche Prinzip gilt für Eiweiß: Bei Vitaminmangel sind auch die Eiweiß umwandelnden Enzyme nicht in ausreichender Menge vorhanden, sodass die Bestandteile des Eiweißes nicht genutzt werden können – man ist müde, krankheitsanfällig und altert schneller als nötig.

Um es kurz zu machen: Bei fehlenden Vitaminen gibt es zu wenige Enzyme, um Kohlenhydrate, Fette, Eiweiße und sogar Vitamine zu verarbeiten. Wichtige Nährstoffe bleiben ungenutzt. Mehr noch: Weil der Körper nach Kräften versucht, doch noch Enzyme zu pro-duzieren, verstärkt sich der allgemeine Vitaminmangel weiter. Eine Abwärtsspirale, der wir am besten mit einem ganz einfachen Mittel entkommen: einem Multivitaminpräparat.

Vitamin E gegen oxidativen Stress

Dr. Markus Conrad vom Institut für klinische Molekularbiologie und Tumorgenetik am Helmholtz-Zentrum München konnte zeigen, dass oxidativer Stress durch freie Radikale unmittelbar zum Zelltod führt, wenn man das Antioxidans **Glutathion** entfernt. Das allein ist noch nicht so überraschend. Aber jetzt kommt's: Der Zelltod kann interessanterweise durch Vitamin E vollständig verhindert werden. Vollständig!

Glutathion ist übrigens nichts anderes als drei Aminosäuren – also Eiweiß. Das gesamte Immunsystem besteht aus Eiweiß. Genauer: aus den neun essenziellen Aminosäuren. Wenn in Ihrem Körper auch nur einer der Werte nicht stimmt, stimmt Ihr komplettes Immunsystem nicht. Als praktizierender Arzt bin ich davon überzeugt, dass es bei gesundheitlichen Problemen immer hilft, das Blut unter die Lupe zu nehmen. Ein Aminogramm zeigt stets viel mehr und viel genauere Fakten als eine Liste dessen, was Sie essen. Das Gleiche gilt für die genaue Messung der Vitamine in Ihrem Blut.

Da es aber viele Wechselwirkungen zwischen den Vitaminen, Spurenelementen und Mineralstoffen gibt und es oft nicht mit letzter Genauigkeit möglich ist, exakt das eine Vitamin zu bestimmen, das Ihnen möglicherweise im Moment fehlt, ist es oft sinnvoll, einen Cocktail aus allen 13 Vitaminen und den anderen Lebensbausteinen zuzuführen. Alle auf einmal, und vor allem: genug von allen. Das ist der springende Punkt.

Infekte abwehren mit Vitaminen

Wer genug Vitamine im Blut hat, wird nicht so schnell krank. Eigentlich wissen wir das ja. Und wir wissen auch, dass dies für Menschen genauso gilt wie für Affen. In den USA gibt man Affen in den zoologischen Gärten deshalb eine Vitaminzufuhr, die die Empfehlungen der DGE um das 23-Fache übersteigt. Warum? Weil die Affen dadurch vor Infektionen geschützt werden und nicht vorzeitig sterben. Solche Geschichten machen mich nachdenklich. Sie auch?

Entzündung? Nein danke.

Entzündungsmarker wie zum Beispiel TNF-Alpha (Serumtumornekrosefaktor Alpha) sind verantwortlich für echtes Rheuma, MS, Herzkranzgefäßverkalkung und Herzinfarkt. Im Jahr 2009 wurde an der Universität Missouri endlich ein Zusammenhang mit der Vitaminversorgung hergestellt: Schädliche Entzündungsfaktoren sind dann am höchsten, wenn der im Blut messbare Vitamin-D-Spiegel am niedrigsten ist.

Das erschien den Forschern so bedeutsam, dass sie neue Empfehlungen für die geeignete Vitamin-D-Menge aussprachen: für Menschen bis 50 Jahre statt 200 I. E. und für Menschen über 50 Jahre statt 400 I. E. mindestens 1000 I. E. Die alten Werte stammten aus dem Jahr 1997.

Allergien einfach abschalten

Wenn Sie unter Heuschnupfen, unter Asthma oder unter welchen Allergien auch immer leiden, werden Sie folgenden Zusammenhang sicherlich interessant finden: Wir alle – ob Allergiker oder nicht – haben Histamin in unserem Körper. Wie dieses Histamin wirkt, kennen Sie von unangenehmen Begegnungen mit Wespen, Bienen oder Brennnesseln. Die tun richtig weh.

In unserem Körper richtet es eigentlich keinen Schaden an, weil es in sogenannten Mastzellen fest eingekapselt ist. Nur bei Allergikern setzen die Mastzellen das Histamin frei. Die Folge: Haut und Schleimhaut schwellen an, röten sich, bilden Quaddeln, schmerzen. Die Luftröhre zieht sich zusammen und verkrampft sich – es kommt zu asthmatischen Reaktionen.

Aber das muss nicht sein. Mit einem Trick nämlich lassen sich die Mastzellen so stabilisieren, dass sie kein Histamin mehr herauslassen. Der Trick heißt: **Vitamin C.** Das ist wissenschaftlich längst nachgewiesen, zum Beispiel von Zuskin 1973 (J. Allergy Clin. Immun.) oder von Bucka 1990 (Annals of Allergie). Allerdings brauchen Sie für diesen Effekt die Mengen an Vitamin C, die in der Steinzeit normal waren. Also deutlich mehr als 100 Milligramm oder 200 Milligramm.

Und noch ein Trick: **Folsäure**-Studien konnten einen Zusammenhang zwischen dem Folsäurespiegel im Blut und Allergien zeigen. Genauer: Menschen mit einem niedrigen Folsäurespiegel hatten

- ein 30 Prozent höheres Risiko für erhöhte IgE-Antikörper, ein Parameter für Allergie (vielen von Ihnen bekannt)
- ein 31 Prozent höheres Risiko für allergische Symptome
- ein 16 Prozent höheres Risiko für echtes Asthma

Das Besondere: Weil es sich um eine US-amerikanische Studie handelt, heißt »niedrige Werte« hier unter acht Nanogramm pro Milliliter. »Hohe Werte« bedeutet hier über 18 Nanogramm pro Milliliter. Deutsche Labors dagegen halten acht Nanogramm pro Milliliter für einen völlig normalen Wert.

Gesunde Fortpflanzung ermöglichen

Wie viel Vitamin C brauchen gesunde Spermien? Das wollte Professor Dr. Ames, Nobelpreisträger und meistzitierter Biochemiker unserer Zeit, genau wissen. Er fand heraus, dass 300 Milligramm Vitamin C *nicht* genug waren – und das zu einer Zeit, als in Deutschland noch eine Zufuhr von 30 Milligramm täglich offiziell empfohlen wurde. Ergebnis der Studie: Nicht einmal diese »Megadosis« war ausreichend für gesunde Spermien. Der tatsächlich optimale Wert lag noch höher.

Zum Vergleich: Tiere können selbst zwischen fünf und 100 Gramm Vitamin C täglich produzieren. Affen (unsere Vorfahren) fressen täglich ungefähr zehn Gramm Vitamin C. Kein Wunder also, dass 300 Milligramm Vitamin C für unseren Körper viel zu wenig sind.

Das Leben verlängern

Telomere sind die Enden der Chromosomen, die bei den meisten Zellteilungen jeweils ein Stück kürzer werden. Sie sind ein unmittelbares Maß für die Lebensdauer Ihrer Körperzellen und damit für Ihre Lebensdauer insgesamt. Nun wissen wir, dass Omega 3 die Telomere vor dem Abbau schützt. Und wir wissen noch mehr: Vitamine verlängern ebenfalls Ihre Telomere und damit Ihr Leben. Aktuelle Studien (die Quellen in der medizinischen Fachliteratur finden Sie in den Klammern) konnte diesen Zusammenhang nachweisen für

- Vitamin D (Am J Clin Nutr 2007; 86)
- Vitamin C (Lif Sci 1998; 63)
- Vitamin E (J Cell Biochem 2007; 102)
- Folsäure (J Nutr 2009; 139)
- und Multivitamine (Am J Clin Nutr 2009; 89)

Lebensenergie liefern

Lebensenergie ist das zentrale Thema unserer Existenz. Wenn die Kraftwerke in unseren Zellen (die Mitochondrien) durch schlechte Ernährung in eine Energiekrise geraten, entarten sie. So entsteht Krebs. Und der geht oft einher mit Lustlosigkeit, Antriebslosigkeit, Trägheit, Müdigkeit. (Was genau in den Zellen passiert, können Sie in meinem Buch »Das neue Anti-Krebs-Programm« nachlesen).

In einem Experiment konnten Biochemiker übrigens zeigen, dass an Krebs erkrankte Ratten ihre Lebensenergie mit einem Vitamincocktail zurückgewannen, und zwar mit Riboflavin, Niacin, Coenzym Q10 (Quelle: Brit J Nutr (2005), 93, 901).

Fazit: Wenn Ihnen jemand zu mehr Lebensenergie, zu mehr Lebensfreude verhilft, dann sind es die Biochemiker. Die nämlich zitieren die Natur. Und nicht die Pharmaindustrie. (Aber über diese Industrie wollte ich mich an dieser Stelle noch gar nicht aufregen. Siehe dazu Kapitel »Streitfall Vitamine«, Seite 60 ff.).

Glücklich machen

Folsäure ist an der Produktion der Glücksbotenstoffe Serotonin, Noradrenalin und Dopamin beteiligt. Die Psychovitamine B_1, B_6, B_{12} und Folsäure arbeiten dabei eng zusammen. Folsäure macht uns also – verkürzt gesagt – glücklich. Leider ist Folsäure in unserem Land das Mangelvitamin Nummer eins, das geht aus diversen Studien hervor, und das gibt sogar die DGE zu. So gut wie niemand nimmt genug Folsäure zu sich. Und wenn wir von einem Vitamin mit Sicherheit zu wenig haben, es aber unabdingbar ist für unser Glücksgefühl … dann ist vielleicht dieser Mangel eine Ursache für unseren weltbekannten »Weltschmerz«?

Wenn Vitamine fehlen

In unserem Körper laufen also komplexe Prozesse ab, die nur funktionieren, wenn alle Vitamine, Spurenelemente und Mineralstoffe in ausreichender Menge zur Verfügung stehen. Wenn nur ein Vitamin fehlt, kann es zu Störungen im Stoffwechsel kommen, zu einer Schwächung des Immunsystems und auf Dauer sogar zu bedrohlichen oder gar tödlichen Krankheiten – wie zu der bereits beschriebenen Beriberi, die infolge von Vitamin-B_1-Mangel auftritt.

Das passiert bei Vitaminmangel

Laut Klaus Pietrzik, emeritierter Professor für Ernährungs- und Lebensmittelwissenschaften an der Universität Bonn, äußert sich ein Vitaminmangel beim Menschen immer in der gleichen chronologischen Folge von Veränderungen:

1. Wenn von einem bestimmten Vitamin der Nachschub ausbleibt, greift der Körper zuerst auf seine eigenen Depots zurück. Außerdem werden weniger Vitamine über den Urin ausgeschieden, und die Vitaminkonzentration im Blut sinkt.
2. Dann wird die Bildung von Metaboliten (das sind Substanzen, die als Zwischenstufen oder als Abbauprodukte von Stoffwechselvorgängen des Organismus entstehen) reduziert und deren Konzentration sowohl im Urin als auch im Blut vermindert.
3. Das wiederum führt zu einer geringeren Aktivität von Enzymen und Hormonen, die von Vitaminen abhängig sind.
4. Jetzt treten erste Krankheitszeichen auf, die aber oft so unspezifisch bleiben, dass der dahinterliegende Vitaminmangel nicht entdeckt wird.

5. Im nächsten Schritt kommt es zu spezifischen Krankheitsbildern, die aber reversibel sind. Das heißt: Bekommt der Patient das fehlende Vitamin, wird er wieder gesund.

6. Wird zu diesem Punkt aber keine Vitamintherapie eingeleitet (der Arzt spricht von »Substitutionstherapie«), können die Schäden nicht mehr rückgängig gemacht werden.

Die wichtigsten Mangelkrankheiten

Im Lauf der Menschheitsgeschichte sind immer wieder verheerende Krankheiten aufgetaucht, die man sich zunächst nicht erklären konnte. Waren es ansteckende Krankheiten? Oder vererbten sie sich? Oder lagen sogar Vergiftungen vor? Oft dauerte es bis ins 20. Jahrhundert, bis Forscher endlich den Auslöser der Krankheiten entdeckten: Vitaminmangel.

Skorbut: Schon seit der Zeit der Antike wurden Seefahrer von einer heimtückischen Krankheit befallen, die zuerst ihre Zähne forderte, dann zu immer größerer Erschöpfung und schließlich zum Tode führte. War es das Seeklima? Oder der giftige Atem schrecklicher Seeungeheuer? Lange blieb die Ursache des Skorbuts unbekannt. Im 18. Jahrhundert begann der britische Schiffsarzt James Lind Experimente mit Seewasser, Essig und Rum. Kapitän James Cook baute auf dessen Erkenntnisse auf und testete Orangen- und Zitronensaft – mit Erfolg.

Erblindung: Unsere Sehkraft ist existenziell abhängig von Vitamin A (Retinol), weil dieses zum Aufbau des Sehpurpurs Rhodopsin gehört. Sobald ein Lichtstrahl auf eine Stäbchenzelle in der Netzhaut trifft, zerfällt ein Rhodopsin-Molekül in zwei Proteine (Opsin und Retinal), dann folgen weitere Reaktionen, und schließlich sehen wir Licht. Fehlt dem Körper Vitamin A oder Beta-Carotin (das ist die Vorstufe

Vitaminmangel in Deutschland

Im Jahr 2008 veröffentlichte das Max-Rubner-Institut, eine Einrichtung des Bundesforschungsinstituts für Ernährung und Lebensmittel, die Nationale Verzehrsstudie II (NVS II). Dafür hatte das Institut fast 20 000 Bundesbürger zu ihrem Ernährungsverhalten befragt. In einem gesonderten zweiten Teil der Ergebnisse erfolgte die Auswertung und Beschreibung des Lebensmittelverzehrs sowie die daraus berechnete Energie- und Nährstoffzufuhr. Grundlage waren 15 371 Interviews im Zeitraum von Anfang November 2005 bis Ende November 2006. Besonders frappierend fand ich die nachstehend aufgelisteten Punkte.

- »Die Empfehlungen der Deutschen Gesellschaft für Ernährung für den Gemüseverzehr von 400 Gramm pro Tag unterschreiten 87,4 Prozent der Befragten.«

- »59 Prozent der Befragten erreichen nicht die Empfehlung zum Obstverzehr der Deutschen Gesellschaft für Ernährung von 250 Gramm pro Tag. Wenn eine Portion Obst durch Obstsaft/Nektar ersetzt wird, liegen immer noch 43 Prozent der Teilnehmer unter der Empfehlung, es wird also zu wenig Obst gegessen.«

- »Bei den meisten Vitaminen entspricht die Zufuhr den Referenzwerten für die Nährstoffzufuhr, deutlich darunter liegt die Zufuhr bei Vitamin D und Folsäure.« Dabei gilt: 79 Prozent der Männer und 86 Prozent der Frauen unterschreiten die Empfehlung für die Folsäurezufuhr. Und: 82 Prozent der Männer und 91 Prozent der Frauen unterschreiten die Empfehlung für die Vitamin-D-Zufuhr.

Und da sagt die DGE: »Deutschland ist kein Vitaminmangelland«?

von Vitamin A), nimmt unsere Sehkraft ab. Wir können hell und dunkel nicht mehr so gut unterscheiden, vor allem in der Dämmerung.

Pellagra: Um 1700 wurde Europa von einer unheimlichen Krankheit heimgesucht: Pellagra. Wer daran erkrankte, wurde empfindlich gegenüber Sonnenlicht, zunehmend aggressiv und verwirrt und konnte nicht mehr schlafen. Der Ernährungsmediziner Professor Hans Konrad Biesalski zieht in seinem Buch *Vitamin-Geschichten* eine interessante Parallele: Zur gleichen Zeit nämlich entstanden die Vampirlegenden. »Niemand konnte damals ahnen, dass die unheimliche Wandlung freundlicher Mitmenschen zu lichtscheuen ›Vampirwesen‹ eine ganz banale Ursache hatte: Niacin-Mangel.« Dieser Mangel trat bei Menschen auf, die sich einseitig mit einem Nahrungsmittel aus der Neuen Welt ernährten, das Kolumbus mitgebracht hatte: Mais.

Ursachen unbekannt: Skorbut und Pellagra gibt es hierzulande praktisch nicht mehr. Doch auch heute noch tauchen Krankheiten auf, zu denen die Schulmedizin nichts sagen kann. In meine Praxis kam kürzlich ein sehr junger Patient mit einem Entzündungsherd im Schienbeinknochen. Chronisch rezidivierende multifokale Osteomyelitis (CRMO) nennt man das. Ursachen? Unbekannt. Jedenfalls keine Bakterien, sonst könnte man mit Antibiotika behandeln. Untersuchungsmöglichkeiten? Gibt es nicht. Maßnahmen? Keine. Sagten seine Ärzte. Und gaben Ibuprofen, Cortison, Biphosphonate gegen Osteoporose. Aussichten? Rollstuhl.

Sie kennen meine Haltung: Ich vertraue der Natur. Also habe ich in einer großen Blutanalyse gemessen, wie weit mein junger Patient von einem natürlichen, also gesunden Vitaminspiegel entfernt ist. Dann habe ich gezielt Nahrungsergänzungsmittel verschrieben. Außerdem reduzierte Kohlenhydrate. Und Sport.

Nach drei Monaten waren die Beschwerden fast vollständig abgeklungen. Im Kernspin war keinerlei Entzündung mehr zu sehen. Sport und Laufen sind seit längerer Zeit schon wieder möglich – ohne Schmerzen.

Was ich sagen will: Mangelkrankheiten treten in verschiedenen Formen auf. Viele Ärzte kommen gar nicht darauf, dass hinter einem Symptom ein handfester Vitaminmangel stecken könnte.
Übrigens verursachen Biphosphonate massive Kiefernekrosen. Bei einer Nekrose sterben am lebendigen Menschen Gewebezellen ab.

Risikofaktoren Stress und Co.

Unsere Vorfahren litten an Vitaminmangel, wenn der Winter lang und hart war. Sie waren der Natur ausgeliefert. Wenn wir heute unter Vitaminmangel leiden, haben wir uns das in den meisten Fällen selbst zuzuschreiben. Wir leben gewissermaßen freiwillig permanent im Winter.

Diäten

Laut Nationaler Verzehrsstudie II sind fünf Prozent der befragten Menschen in Deutschland auf Diät. Essen freiwillig weniger, um abzunehmen. Bei Übergewicht ist das eine gute Idee. Bei Normalgewicht ist das in vielen Fällen kritisch. (Übrigens: Laut NVS II stieg die Zahl der untergewichtigen Mädchen zwischen dem 14. und 17. Lebensjahr von vier Prozent auf fast zehn Prozent an.) Denn eine bewusste Mangelernährung oder sogar eine Nulldiät führt dazu, dass der Körper nur noch auf Sparflamme arbeiten kann.

Viele ältere Menschen halten permanent Diät, ohne das selbst so zu nennen. Ihnen ist der Appetit vergangen. Es schmeckt nichts mehr. Oft hängt das damit zusammen, dass sie sich kaum noch bewegen und deshalb auch nicht mehr so viel Energie brauchen. Doch die Vitaminversorgung bleibt so auf der Strecke.

Alkoholismus

Alkoholsucht führt in der Regel auch zu einer schlechten Versorgung mit Vitaminen. Denn Alkohol enthält zwar Energie, aber kaum essenzielle Nährstoffe. Außerdem wird die Mukosa (Schleimhaut) des Dünndarms durch Alkohol geschädigt, was zu einer schlechten Aufnahme von Vitaminen (insbesondere Thiamin), aber auch Aminosäuren und Fetten führen kann.

Stress

Unser Körper verbraucht unter Stress mehr Vitamin C als vor dem Fernseher. Weil wir eben nicht, wie die Ratte, einfach selbst mehr Vitamin C produzieren können, wenn es ans Eingemachte geht, nutzt unser Körper einfach alle Reserven aus. Wenn die verbraucht sind, wird er krank. Auch so können wir den Befund der WHO (World Health Organisation) verstehen, dass 70 Prozent aller Krankheiten durch Stress bedingt sind.

Umgekehrt heißt das aber auch – und das hat eine Studie der Universität Trier bestätigt: Wenn wir vor dem Stress nur dreimal ein Gramm Vitamin C einnehmen, steigt der Blutdruck weniger stark an, und er normalisiert sich schneller wieder, wenn der Stress vorbei ist. Auch das Stresshormon Cortisol steigt nach Vitamin-C-Gaben weniger stark an und klingt rascher wieder ab. Das ist eine gute Nachricht! Denn Cortisol tötet gnadenlos Gehirnzellen ab. Fühlen Sie sich eigentlich gestresst?

Die wichtigsten Risikogruppen

Nicht jeder Mensch braucht zu jeder Zeit das gleiche Maß an Vitaminen. Wenn auf einer Flasche Orangensaft also steht, Sie könnten mit zwei Gläsern Saft zum Beispiel 100 Prozent Ihres täglichen Vitamin-C-Bedarfs decken, so mag das für eine Person zutreffen, eine andere Person ist damit aber immer noch heillos unterversorgt.

Der Grund: Besondere Lebenssituationen erfordern eine besondere Ernährung.

Das können alle möglichen Situationen sein: Vielleicht wollen Sie einen Achttausender besteigen? Oder Sie haben gerade Zwillinge bekommen und sind wieder schwanger? Oder Sie bekämpfen eine Krebserkrankung? Was auch immer es ist: Sprechen Sie mit Ihrem Arzt. Lassen Sie sich gut beraten von einem Experten, der Ihnen nicht gebetsmühlenartig »Vollkorn« und »ausgewogene Mischkost« empfiehlt. Sondern von einem, der sich wirklich auskennt. Besonders gut erforscht sind folgende Risikogruppen:

Schwangere Frauen und stillende Mütter

Im Laufe der Schwangerschaft erhöht sich die Vitaminmenge, die von der Mutter auf das noch ungeborene Kind übertragen wird, stetig. Dabei ist die Natur radikal: Sie versorgt das Kind ohne Rücksicht auf den Vitaminbedarf der Mutter. Wichtig zu wissen: Der Bedarf an Vitaminen steigt viel stärker als der Bedarf an Energie! Deshalb empfehlen die Deutsche Gesellschaft für Ernährung e.V. (DGE), die Österreichische Gesellschaft für Ernährung (ÖGE), die Schweizerische Gesellschaft für Ernährungsforschung (SGE) sowie die Schweizerische Vereinigung für Ernährung (SVE) in ihren gemeinsamen »D-A-CH-Referenzwerten« ausdrücklich eine höhere Vitaminzufuhr während der Schwangerschaft.

Empfohlene Mehrzufuhr von Vitaminen für Frauen, für Schwangerschaft und Stillzeit

VITAMIN	FRAUEN 25–51 JAHRE	SCHWANGERSCHAFT	STILLZEIT
Vitamin A	0,8	1,1	1,5
Vitamin B_6	1,2	1,9	1,9
Vitamin B_{12}	3,0	3,5	4,0
Vitamin C	100	110	150
Vitamin E	12	13	17
Folsäure	400	600	600

Angaben in mg-Äquivalent/Tag. Stand: DGE 2012

Durch große Studien wissen wir heute sicher: Wenn Frauen vor und während der Schwangerschaft Folsäure einnehmen, sinkt das Risiko eines Neuralrohrdefektes beim Kind (z. B. »offener Rücken«) oder anderen Missbildungen (»Hasenscharte«) um 75 Prozent. Die Pharmazeutin Dr. Annette Immel-Sehr hat errechnet, dass es für werdende Mütter praktisch unmöglich ist, die empfohlene Menge Folsäure, nämlich 600 Mikrogramm pro Tag, nur über die Nahrung aufzunehmen. Sie müssten sonst täglich 250 Gramm Kalbsleber, 400 Gramm Spinat, 320 Gramm Grünkohl oder 1300 Gramm Erdbeeren essen (wobei hier noch gar nicht eingerechnet ist, dass Vitamine bei ungünstiger Lagerung und Zubereitung schnell verschwinden können).

Dazu kommt: Folsäure kann nur wirken, wenn auch Vitamin B_6 und Vitamin B_{12} ausreichend vorhanden sind. Der Bedarf an diesen Vitaminen steigt ebenfalls in der Schwangerschaft. Deshalb kann es vor allem für Vegetarierinnen sinnvoll sein, zusätzliche Vitamin-B-Präparate einzunehmen. Studien zeigen sogar, dass in der Muttermilch streng »vegan« lebender Mütter überhaupt kein Vitamin B_{12}

enthalten ist, was bei ihren Kindern zu schweren Hirnschäden führen kann.

Frauen, die Zwillinge (oder noch mehr »Mehrlinge«) oder mehrere Kinder in kurzen Abständen bekommen, haben einen so hohen Vitaminbedarf, dass es ohne Zusatzvitamine nicht mehr geht.

Übrigens: Anfang 2012 haben die deutschen, österreichischen und schweizerischen Ernährungsgesellschaften ihre Empfehlung für die Vitamin-D-Versorgung angehoben, und zwar drastisch: Für Erwachsene gelten statt nur fünf jetzt 20 Mikrogramm pro Tag. Der gleiche Wert wird für Schwangere empfohlen.

Säuglinge

Die DGE empfiehlt ja nicht viele Gaben von Zusatzvitaminen, aber für Säuglinge hat sie das doch getan: Zusätzliche orale Gaben von Vitamin D zur Rachitisprophylaxe (täglich zehn Mikrogramm bzw. 400 I. E.) und Fluorid (0,25 Milligramm pro Tag) während des ersten Lebensjahres werden bei gestillten und ungestillten Säuglingen empfohlen. Außerdem Vitamin K: Da infolge eines unzureichenden Vitamin-K-Transports durch die Plazenta und eines dadurch bedingten Vitamin-K-Mangels bei Neugeborenen und jungen Säuglingen Blutungen auftreten können und diese durch eine prophylaktische Vitamin-K-Gabe vermeidbar sind, wird in Deutschland eine orale Gabe direkt nach der Geburt von insgesamt dreimal zwei Milligramm Vitamin K empfohlen.

Kinder und Jugendliche

Wenn Kinder oder Jugendliche stark wachsen, kann es zu Engpässen bei der Vitaminversorgung kommen. Das gilt insbesondere dann, wenn sie einseitig ernährt werden, wenn sie sich regelmäßig radikalen Diäten unterziehen oder sogar an Anorexia nervosa (Magersucht) erkrankt sind.

Die »Verzehrsstudie zur Ermittlung der Lebensmittelaufnahme von Säuglingen und Kleinkindern« (zum Glück gibt es auch dafür eine Abkürzung: VELS), die im Zeitraum von Juni 2001 bis September 2002 mit 732 »abgestillten« Kindern durchgeführt wurde, zeigte, dass alle sechs bis zwölf Monate alten Kinder im Schnitt zu wenig Vitamin C bekamen und Mädchen überdies auch zu wenig Folat (Anhaltspunkt war der »Referenzwert«). Kleinkinder bekamen zu wenig Vitamin E und deutlich zu wenig Folat.

Die Nachfolgeerhebung des Kinder- und Jugendgesundheitssurveys (KiGGS) »Ernährungsstudie als KiGGS-Modul« (EsKiMo) zeigte: Bei Mädchen zwischen sieben und elf Jahren lag die mediane Zufuhr der Vitamine A und E unter dem Referenzwert, bei Jungen nur Vitamin E. Beide Geschlechter bekamen in der Altersgruppe von sechs bis zwölf Jahren wieder deutlich zu wenig Folat. Das gleiche Problem zeigte sich bei Jugendlichen zwischen zwölf und 18 Jahren.

Ältere Menschen

In der Regel bewegen sich ältere Menschen weniger als jüngere Menschen. Studien sprechen davon, dass Männer deshalb im Alter 27 Prozent weniger Energie brauchen und Frauen 23 Prozent weniger. Der Körper benötigt aber trotzdem ausreichend viele Vitamine – dass diese Menge nicht erreicht werden kann, liegt auf der Hand. Denn oft haben ältere Menschen Probleme mit ihren Zähnen und vermeiden es deshalb, frisches Obst und Gemüse zu essen. Probleme mit der Vitaminversorgung treten vor allem bei Seniorinnen und Senioren in stationären Einrichtungen auf – das bestätigt die Studie »Ernährung in stationären Einrichtungen für Senioren und Seniorinnen« (wieder eine schöne Abkürzung: ErnSTES), die von

März bis Oktober 2006 mithilfe von Drei-Tage-Verzehrsprotokollen (also: keine exakte Blutmessung!) durchgeführt wurde und an der 773 Pflegeheimbewohner aus zehn Einrichtungen in sieben Bundesländern teilgenommen hatten. Bei den untersuchten Seniorinnen

Beurteilung der Vitaminversorgung in Deutschland

ALTERSGRUPPEN	VITAMIN D	FOLAT	VITAMIN E	VITAMIN A	VITAMIN C	THIAMIN	RIBOFLAVIN	PYRIDOXIN	VITAMIN B$_{12}$
Säuglinge/Kleinkinder									
6 bis unter 12 Monate	x	x (♀)			x				
1 bis unter 4 Jahre	x	x	x						
4 bis unter 5 Jahre	x	x	x						
Kinder									
6 bis unter 7 Jahre	x	x							
7 bis unter 10 Jahre	x	x	x	x (♀)					
10 bis unter 12 Jahre	x	x	x	x (♀)					
Jugendliche									
12 bis unter 13 Jahre	x	x							
13 bis unter 15 Jahre	x	x							
15 bis unter 18 Jahre	x	x							
Erwachsene									
19 bis 80 Jahre	x	x							
Senioren über 65 Jahre									
im Privathaushalt	x	x							
im Pflegeheim	x	x	x		x	x	x (♀)	x	x (♀)

(♀) bei den weiblichen Studienteilnehmern zu beobachten
X = unterhalb der Referenzwerte liegende
      mediane Vitaminzufuhr

Quelle: DGE-Stellungnahme: Beurteilung der Vitaminversorgung in Deutschland. Teil 2: Kritische Vitamine und Vitaminzufuhr in besonderen Lebenssituationen. In: ErnährungsUmschau 7/2012, S. 397

war die Zufuhr der B-Vitamine deutlich niedriger als bei den Senioren, weil sie weniger aßen. Bei Vitamin C und Folat erreichten die getesteten Personen nur rund die Hälfte des Referenzwertes. Die Versorgung mit Vitamin D stellt ein zusätzliches Problem dar: Zum einen geht die Fähigkeit der Vitamin-D-Herstellung in der Haut zurück. Wenn ältere Menschen dann zusätzlich nicht mehr viel Zeit im Freien verbringen, weil sie zum Beispiel nicht mehr so mobil oder sogar bettlägerig sind, tritt unweigerlich ein Vitamin-D-Mangel auf.

Sportler

Vor allem Leistungssportler haben einen erhöhten Bedarf an Vitaminen, Spurenelementen und Mineralstoffen. Zum Beispiel brauchen sie (und auch die sogenannten »Schwerarbeiter«, von denen es heute aber gar nicht mehr so viele gibt) mehr Vitamin B_1 (Thiamin) als Otto-Normal-Fernsehgucker. Der Grund: Sie haben einen höheren Grundumsatz, müssen also mehr essen. Um die zusätzlich aufgenommene Nahrung aber auch erfolgreich verwerten zu können, brauchen sie verhältnismäßig mehr Thiamin. (Wenn es Sie genauer interessiert: Das ist so, weil die Verstoffwechselung zum Teil abhängig ist von Thiamin.)

Ähnliches gilt für das Vitamin B_2 (Riboflavin). Unter Stress – und Sport ist für den Körper »guter« Stress – fährt unser Gluthationstoffwechsel hoch. (Sie erinnern sich: Oxidativer Stress führt zum Zelltod, wenn das Antioxidans Glutathion fehlt.) Weil Riboflavin am Gluthationstoffwechsel beteiligt ist, braucht der Körper also in Stresssituationen mehr von diesem Vitamin.

Das sage nicht nur ich, das sagt auch Uwe Gröber, Begründer und Herausgeber der Zeitschrift für Orthomolekulare Medizin, in seinem Beitrag »Mikronährstoffe – Einsatz im Leistungssport und im Profi-Fußball« für das sportmedizinische Online-Magazin *www.medicalsportsnetwork.de*: »Wer heute noch als Sportler an Apfelsaft-Schorle und vollwertige Brötchen mit Banane glaubt, der muss sich nicht wundern, wenn er dem sportlichen Erfolg immer hinterherläuft.«

Der allergrößte Teil der Spitzensportler lebt eben nicht von Vollkornbrot, sondern ernährt sich gesund *und* ergänzt seine Nahrung mit individuell zusammengestellten Vitaminpräparaten. Bei den 11 000 Teilnehmern der Olympischen Spiele in Peking traf das auf 90 Prozent der Sportler zu.

Sportler, die übrigens nicht alle jung an Jahren waren. Schauen Sie sich die Liste der Athleten an, die 2009 in Peking antraten:

- C. Tomescu-Dita (38). Gewinnt die Marathon-Goldmedaille. Damit die älteste Marathon-Olympiasiegerin aller Zeiten.
- D. Torres (41). Dreimal Silbermedaille. Älteste Schwimmerin, die jemals eine Medaille errang. Erinnern Sie sich noch, wie die ihre Goldmedaille nur um eine Hundertstel Sekunde verfehlte? Mit 41!
- H. Satajin (48), ältester Marathonathlet. Laufen Sie mal mit 48 bei Olympischen Spielen mit … im Marathon!
- J. Longo-Ciprelli (49), Radprofi. Bereits zum siebten Mal bei den Olympischen Spielen und als Vierter im Straßenrennen knapp am Treppchen vorbei. Mit 49!
- H. Hoketsu (67), Dressurreiter. Der älteste Aktive der gesamten Spiele.

Diese Sportler kann man, trotz ihres Alters, eigentlich als blutjung bezeichnen. Im wahrsten Sinne des Wortes. Weil sie nämlich täglich trainieren, nachweislich Geist und Körper nutzen, und das auf hohem Niveau.

Kranke

Wer krank ist, braucht zumeist noch mehr Vitamine als ein gesunder Mensch. So entsteht oft ein Teufelskreis: Der Kranke hat einen erhöhten Vitaminbedarf, gleichzeitig kann er sich oftmals nicht ausgewogen oder ausreichend ernähren, weil ihm durch seine Krankheit der Appetit vergangen ist oder weil sein Körper gar nicht mehr in der Lage ist, Nahrung aufzunehmen und zu verdauen. So kommt es zu einem immer schlimmeren Vitaminmangel, die Abwärtsspirale dreht sich immer schneller.

Heute weiß man zum Beispiel, dass der Bedarf an Vitamin C bei Krebspatienten deutlich erhöht ist. Der Grund ist ganz einfach: Fresszellen bestehen zu einem großen Teil aus Vitamin C.

Ein entzündeter Darm kann Vitamine, Mineralien und Spurenelemente nicht ausreichend aufnehmen. Das Gleiche gilt für einen kranken Magen. Patienten mit Gastritis haben zum Beispiel Probleme mit der Aufnahme von Vitamin B_{12}. Das Gleiche gilt für Aids-Patienten. Ausgerechnet Vitamin B_{12} ist aber wichtig für die Blutbildung, für die Nerven und für die DNA-Synthese. Außerdem baut es zusammen mit Folsäure und Vitamin B_6 auch Homocystein ab. Was existenziell ist: Denn ein erhöhter Homocysteinspiegel gilt als Risikofaktor zum Beispiel für Herz-Kreislauf-Erkrankungen.

So finden Sie heraus, was Sie brauchen

Auch wenn Sie nicht zu den genannten Risikogruppen gehören, können Sie plötzlich von seltsamen Gelüsten heimgesucht werden, die auf nichts anderes hindeuten als auf: Vitaminmangel. Das ist sogar mir selbst schon einmal passiert.

Als ich im Jahr 2009 wieder ein Jahr lang täglich als Läufer auf meinen Beinen unterwegs sein konnte, hatte ich ein bemerkenswertes

Erlebnis. Vier Wochen bin ich jeden Mittag 40 Kilometer mit dem Auto gefahren, nur um in einem bestimmten Restaurant täglich ein halbes Pfund halb rohe Geflügelleber zu essen. Ich sollte wahrheitsgemäß sagen: zu fressen. Mit wilder Gier. Merkwürdig. Denn schon als Kind hat das Wort Leber in mir Brechreiz erzeugt. Und jetzt hab ich sie gierig in mich hineingeschlungen. Nach vier Wochen war der Spuk vorbei. Was war passiert?

Eine Frage der Lust

In meinen eigenen Blutproben, die ich über Jahre aufgehoben habe, konnte ich nachmessen, dass vor Beginn dieser »Fressphase« mein Folsäurespiegel abgesunken war. Folsäure ist ein lebenswichtiges Vitamin. Und Leber enthält sehr viel Folsäure – was mir zu diesem Zeitpunkt nicht klar war. Ich wusste nur: Ich will Leber. Vier Wochen lang. So lange, bis der Folsäurespiegel auf normal angestiegen war. Diese »Lust auf das Richtige« ist somatische Intelligenz. Die Klugheit Ihres eigenen Körpers – wenn Sie denn hören können, was er Ihnen signalisiert. Meiner Erfahrung nach können vor allem Läufer sehr gut hören, was ihr Körper will. Sie hören nicht auf Konventionen, sondern auf sich selbst.

Lassen Sie sich testen – aber richtig!

Dass die somatische Intelligenz funktioniert, gehört leider zu den Ausnahmen. Deshalb lassen Sie Ihr Blut testen, wenn Sie ganz sicher wissen wollen, ob Ihnen etwas fehlt. Und wenn ja, was genau. Bei »was genau« meine ich ausdrücklich NICHT den Cholesterinspiegel, der bei Ihnen sicherlich schon 17 Mal gemessen worden ist. Im Rahmen der MONICA-Studie (der Name steht für »monitoring trends and determinants in cardiovascular disease«), bei der in den 1980er- und 1990er-Jahren Daten von über zehn Millionen Patienten in 21 Ländern ausgewertet wurden, hatte sich nämlich gezeigt, dass der Zusammenhang zwischen Cholesterin und Herzinfarktrisiko gar nicht so signifikant ist.

Haben Sie das gewusst? Dafür aber gibt es einen fast 100-prozentigen umgekehrten Zusammenhang zwischen dem Gehalt an Antioxidantien im Blutplasma und dem Risiko einer Herz-Kreislauf-Erkrankung. Deshalb: Lassen Sie messen! Immer wieder! Nur so können Sie gemeinsam mit Ihrem Arzt herausfinden, welche Vitalstoffdosis für Sie mit Ihren ganz speziellen Lebensgewohnheiten und individuellen Bedürfnissen optimal ist.

Wie das funktioniert, lesen Sie im folgenden Kapitel. Vor allem erfahren Sie, wie Vitamintests und Studien rund um das Thema NICHT funktionieren. Sie werden staunen, wie viele Möglichkeiten es gibt, unsinnige Studien durchzuführen. Studien, die nur den einen Zweck haben, Interessen mit Fakten zu untermauern. Schrottstudien, die trotzdem immer wieder ihren Weg in die Medien finden.

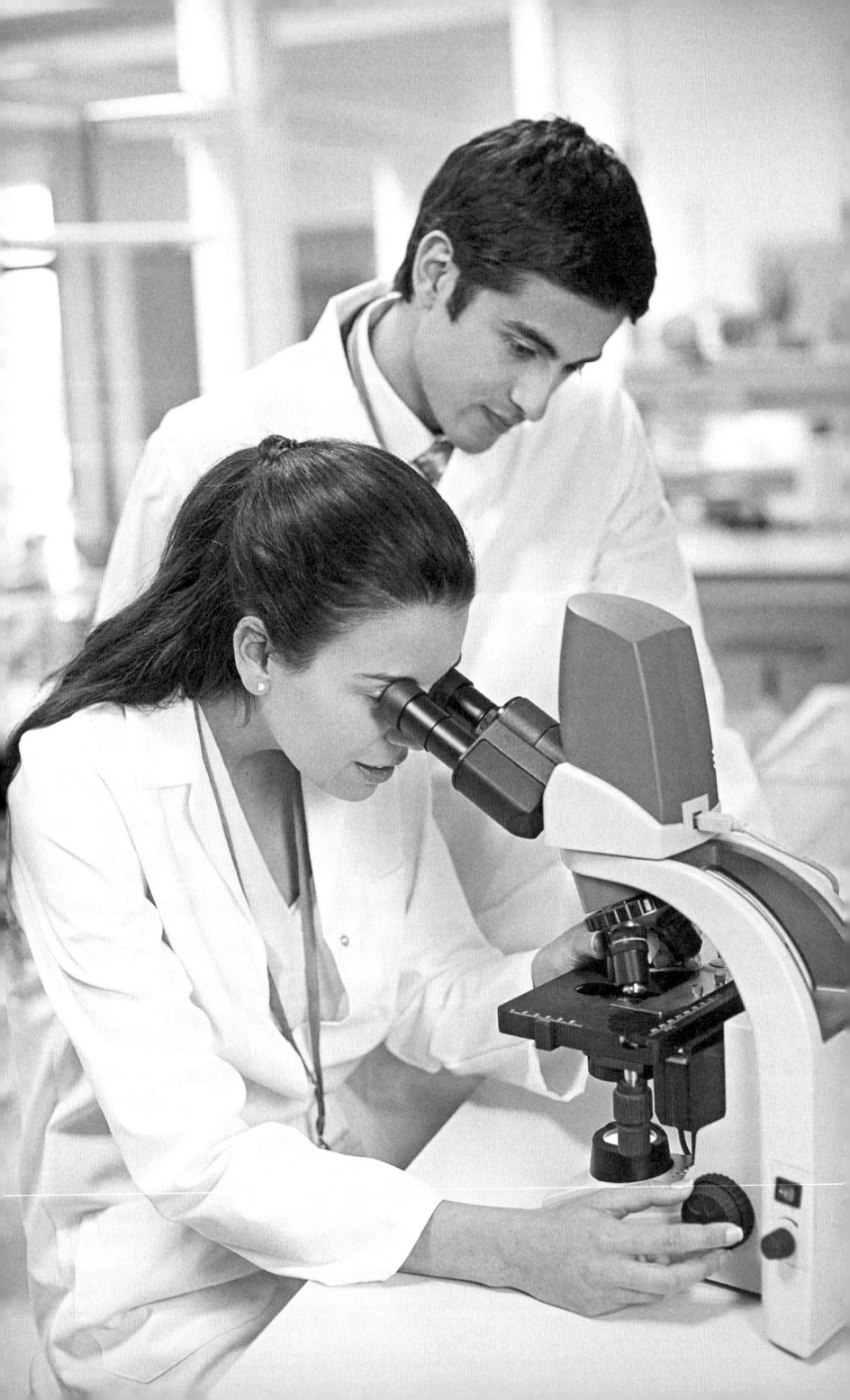

Streitfall Vitamine

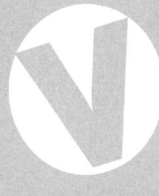itamine sind ein Aufregerthema. Warum? Es geht um Angst. Vor Krankheit. Vor dem Tod. Und es geht um Geld. Um die Milliardenumsätze der Pharmaindustrie. Um Geld vom Staat. Um das Geld der Verbraucher. Angst und Geld. Das sind die besten Zutaten für einen erbitterten Streit.

Vitamine unter der Lupe

RUND UM DIE WELT ARBEITEN Hunderte von Forscherteams am Thema Vitamine. Ihre Ergebnisse sind alles andere als eindeutig. Oft sind sie sogar Schrott. Das liegt einerseits an den Herausforderungen der Studien selbst: Vitamine lassen sich nicht so einfach unter die Lupe nehmen. Und an den finanziellen Interessen der Player: Wer Studien bezahlt, will oft auch bestimmte Ergebnisse sehen. Publikumszeitschriften wie der *Spiegel* oder *Focus,* aber auch Frauenzeitschriften wie *Brigitte* oder *Vogue,* außerdem Zeitungen von *Die Zeit* über *Die Welt* bis hin zur *Frankfurter Rundschau* bringen fast täglich irgendwelche Neuigkeiten aus der Welt der Medizin. Das Gleiche gilt für Radio und TV. Die Medien tun das zum einen, um ihre Leser zu informieren. Zum anderen, um Auflage zu verkaufen. Und zum dritten möglicherweise, weil Unternehmen aus den Bereichen Medizin und Pharmazie zu ihren Anzeigenkunden zählen – nur lassen sich solche Zusammenhänge nur schwer nachweisen, und keine Publikation würde von sich aus zugeben, dass es solche Zusammenhänge überhaupt gibt. Jedenfalls ist bekannt, dass viele Medienhäuser über Anzeigen wesentlich mehr Geld umsetzen als mit dem Verkauf ihrer Blätter.

Wie kommen nun die Studien in die Redaktionen? Oft über Pressemitteilungen (direkt aus der Industrie, über industrienahe Institute, Stiftungen oder über deren PR-Agenturen) mit aufregenden Überschriften wie »Mit Schokolade das Schlaganfallrisiko senken!«. »Na, das hätte ich ja nicht vermutet, dass Schokolade so etwas kann«, denkt sich der Journalist. Und er schreibt schnell mal eine Meldung dazu. In die Originalstudie schaut er nicht, weil er dazu keine Zeit hat. Oder weil er eine medizinische Studie nicht versteht. So gelangen dann schlecht gemachte, oft von finanziellen Interessen gesteuerte Schrottstudien durch gut gemachte PR-Arbeit ungefiltert in die Öffentlichkeit. Und sorgen für Aufregung. Dann zieht die Politik nach. Mit Stellungnahmen. Mit wichtigtuerischen Forderungen. Und desinformierten Meinungen. Und nach ein paar Wochen hat sich die Anti-Vitamin-Stimmung hierzulande wieder einmal durchgesetzt.

Die wichtigsten Studientypen in der Medizin

Wenn Sie meine täglichen News lesen, haben Sie von einigen Studientypen wahrscheinlich schon oft gehört, sodass Sie die Relevanz dieser Studien einigermaßen gut einschätzen können. Zum besseren Überblick habe ich an dieser Stelle noch einmal die wichtigsten Studientypen aufgelistet. Wenn Sie also in Zukunft von einer medizinischen Studie hören oder lesen, dann wissen Sie auch gleich, wo die Knackpunkte liegen können.

Beobachtungen: Erinnern Sie sich an die torkelnden, Beriberi-kranken Hühner in Indonesien, die durch braunen Reis wieder gesund wurden? Da hat jemand einen Zusammenhang beobachtet. Zuerst einmal genau hingeschaut, ohne ein einziges Reagenzglas in die Hand zu nehmen. Im Jahr 1854 war das schon einmal gelungen, als in London besonders viele Cholerafälle rund um ein bestimmtes Wasserwerk beobachtet wurden.

Querschnittstudien sind eine Variante der Beobachtungsstudien. Hier stellen Forscher eine sehr große Gruppe auf den Prüfstand, ohne dass zu Beginn feststeht, nach welchem Ergebnis genau gesucht wird. Eine solche Querschnittstudie ist der Kinder- und

Jugend-Gesundheitssurvey (KIGGS), mit dem der Gesundheitszustand junger Menschen in Deutschland erfasst werden sollte. Dabei kann dann etwas auffallen. Zum Beispiel, dass adipöse Kinder häufig aus sozial schlechter gestellten Familien kommen. Das wäre dann wieder eine Meldung für die Presse. Das Problem dabei: Es ist gar nicht klar, ob ein beobachteter Zusammenhang zufällig ist oder auf eine Ursache-Wirkungs-Kette zurückgeht. Das muss immer erst geprüft werden. Sie kennen sicherlich auch den Zusammenhang zwischen der Zahl der Babys und der Zahl der Störche. Von beiden gibt es im Frühjahr mehr als im Winter. Auch das lässt sich statistisch nachweisen, macht aber trotzdem keinen Sinn.

Fall-Kontroll-Studien unterscheiden von vornherein zwei Gruppen: die Betroffenen und die nicht Betroffenen. Bei solchen Studien werden zum Beispiel rauchende Menschen mit Nichtrauchern verglichen. Wie viele aus jeder Gruppe erkranken an Krebs? Im Jahr 1961 kam durch eine solche Studie der Zusammenhang zwischen dem Medikament Contergan und Fehlbildungen bei Kindern ans Licht. Das Problem bei solchen Studien: Es kann zwar sein, dass sich zwei große Gruppen gut unterscheiden lassen. Raucht oder raucht nicht, das ist ja nicht so schwer. Aber was ist jetzt mit den Rauchern und den Nichtrauchern, die außerdem mit Asbest in Berührung kommen und auch noch regelmäßig Alkohol trinken? Wie stelle ich fest, warum genau sie an Krebs erkrankt sind?

Kohortenstudien sind großmaßstäblich angelegte Langzeitbeobachtungen einer bestimmten Gruppe. Zu den am meisten bekannten Kohortenstudien zählt die riesige Nurses' Health Study (seit 1976, 121 700 Teilnehmerinnen). Eine »Kohorte« repräsentiert zum Beispiel die typische ältere Bevölkerung, oder sie steht für eine Gruppe von Menschen, die ein bestimmtes Vitamin einnehmen. Die Gruppe wird in einem festgelegten Zeitraum immer wieder untersucht. Durch die große Fallzahl und den langen Beobachtungszeitraum können relativ genaue Untersuchungsergebnisse erzielt werden. Können! Denn das Problem bei diesen Untersuchungen besteht wiederum darin, dass zum Beispiel die Einnahme eines bestimmten Präparates über einen langen Zeitraum als garantiert vorausgesetzt wird – tatsächlich weiß man aber nicht, ob die getesteten Personen nicht auch mal ein halbes Jahr lang vergessen haben, ihre Pillen zu schlucken. Oder noch länger.

Die **randomisierte, aktiv kontrollierte Doppelblindstudie** (»randomised controlled clinical trial«, kurz RCT) ist in der Evidenzbasierten Medizin (EBM), in der Industrie und bei Journalisten besonders beliebt, weil sie so genau zu sein scheint. Die Medizinjournalistin Martina Lenzen-Schulte erklärt, warum das so ist: »Die EBM-Experten können an diesem Studientyp ihre methodischen Ansprüche in Reinkultur zelebrieren, für die Pharmaindustrie sind sie inzwischen das tägliche Brot, um die Zulassung eines Medikamentes durchzudrücken.« Kritiker bemängeln, dass bei diesem Studientyp das Design der Studie relativ leicht so angelegt werden kann, dass das gewünschte Ergebnis herauskommt. Und dass die Sache mit der Verblindung oft nicht funktioniert: Denn oft merken erfahrene Studienteilnehmer aus der Placebogruppe, dass ihr Pseudomedikament nicht wirken kann, weil sie keine Nebenwirkungen spüren.

Metaanalysen werden oft für besonders bedeutsam oder besonders genau gehalten. Denn hier bündeln Forscher sehr viele Studien zum gleichen Thema und bilden ein Sammelergebnis. Die Zahl der Studienteilnehmer geht dann oft in die Hunderttausende. »Dann muss es ja stimmen«, denkt der Journalist. Stimmt aber oft nicht. Besonders bekannt für Metaanalysen ist die Cochrane Collaboration. Sie versteht sich als internationales Netzwerk von Forschern und Ärzten. »*Cochrane* tritt vor allem dort in Aktion, wo einzelne Studien nicht aussagekräftig genug sind. Die Prüfer werfen dann alles vorhandene und akzeptable Material zusammen, um daraus eine Art Schlicherspruch zu destillieren«, erklärt Harro Albrecht, einer der wenigen Journalisten, die bei Medizinstudien auch das Kleingedruckte lesen. »Wer als Fachmann – oder Journalist – auf eine *Cochrane-Analyse* stößt, der sucht meist nicht weiter«, schreibt Albrecht in seinem Beitrag »Verschnupfte Wissenschaft« für *Die Zeit* (25.2.2011).

Dabei passiert es auch bei dieser hoch angesehenen Institution immer wieder, dass in den großen Topf der Studien genau das hineingeworfen wird, was man braucht, um ein industriefreundliches Ergebnis hervorzuzaubern. Harro Albrecht konnte das am Beispiel von Zinktabletten gegen Erkältungen klar nachweisen und sogar eine selbstkritische Einschätzung von Gert Antes einholen, dem Leiter des Deutschen *Cochrane-Zentrums:* »Für Antes zeigt der Zink-Fall, dass es zu wenig unabhängige Pharmaforschung gibt«, schreibt Albrecht. »Ein Großteil der Studien stamme von der Industrie oder sei von ihr unterstützt – direkt oder eben über den Umweg via Stiftungen.«

So viel zu medizinischen Studien im Allgemeinen. Wenn es um die Erforschung von Vitaminen geht, kommen weitere Herausforderungen dazu.

Wie Vitaminforschung funktioniert

Da Vitamine im gesamten Stoffwechsel wirken und in vielen Fällen Wechselwirkungen untereinander und mit anderen Nährstoffen eingehen, ist es ohnehin schwierig, die Wirkung einzelner Vitamine zu erforschen. Dennoch ist die Medizin auch auf diesem Gebiet schon sehr weit gekommen. In der Vitaminforschung haben sich zwei

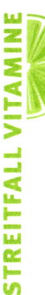

Methoden etabliert: die Erstellung von *Ernährungsprotokollen* und die *Messung* von Blutwerten.

Ernährungsprotokoll: »Und wie war Ihr Frühstück?«

Messungen von Blutwerten oder Messungen des Vitaminspiegels im Urin sind relativ aufwendig und teuer. Deshalb werden in den groß angelegten Studien zumeist keine exakten Messungen durchgeführt. Stattdessen ziehen – bei der NVZ II war das der Fall – Interviewer durch das Land, die sich von den Studienteilnehmern genau erzählen lassen, was sie wann und wie essen. Im Verlauf von drei Tagen. Es ist durchaus eine Möglichkeit, Daten von 20 000 Menschen zu erheben, mit denen Statistiker anschließend arbeiten können. Aber es tritt eine so große Zahl von Unwägbarkeiten auf, dass die Ergebnisse wiederum mit Vorsicht zu genießen sind:

Wer braucht wie viel? Ob eine Nährstoffzufuhr angemessen ist oder nicht, lässt sich eigentlich nur feststellen, wenn der individuelle Bedarf bekannt ist. Im Normalfall ist er unbekannt. Es bestehen nur Vermutungen darüber, wie viel ein Mensch in einem bestimmten Alter ungefähr braucht. Und diese Vermutungen schwanken von Land zu Land, von Dekade zu Dekade. In diesem Buch stelle ich Ihnen trotzdem Tabellen mit Empfehlungen vor, damit Sie eine Vorstellung entwickeln können, über welche Mengen und Maße wir sprechen. In meiner Praxis führe ich immer mehrere Messungen durch, um den individuellen Bedarf zu erfassen.

Falsche Angaben: Stellen Sie sich vor, Ihre Freunde oder Ihre Familie würden von einer offiziellen Interviewerin im Rahmen einer »Nationalen Verzehrsstudie« befragt. Können Sie sich irgendjemanden vorstellen, der zugibt, in den vergangenen Tagen überhaupt kein

Obst gegessen zu haben? Dafür aber dreimal das Super-Doppel-Extra-Käse-Burger-Menü mit Pommes und XXL-Limo? Ich kann mir das nicht vorstellen.

Saisonale Schwankungen: Was wir essen, schwankt stark mit der Jahreszeit. In der Vorweihnachtszeit essen Sie an drei Tagen mit Sicherheit völlig anders als an drei Tagen im Hochsommer.

Das Seefisch-Problem: Die Aufnahme von Nährstoffen, die in geringer Konzentration in sehr vielen Lebensmitteln vorkommen, lässt sich auch innerhalb weniger Tage relativ gut bestimmen. Anders ist es bei Nährstoffen, die in hoher Konzentration in wenigen Lebensmitteln vorkommen. Essen Sie jeden Tag fetten Seefisch? Oder Leber? Ich nicht.

Keine 100-prozentig sichere Aussagen: Aus einem Drei-Tage-Ernährungsprotokoll kann man mit einer Wahrscheinlichkeit von rund 70 Prozent schließen, dass die Zufuhr bestimmter Nährstoffe ausreicht. Sicherer ist das Ergebnis nicht! Wird das Protokoll stattdessen 13 Tage lang geführt, erhöht sich die Wahrscheinlichkeit auf 85 Prozent. Immerhin. Erst Beobachtungen über einen noch längeren Zeitraum führen zu höheren Wahrscheinlichkeiten. (Wenn Sie die mathematische Herleitung genauer nachlesen möchten, empfehle ich Ihnen das *Handbuch Vitamine* von Klaus Pietrzik ab Seite 26, siehe auch Literaturliste.)

Ungenaue Nährstofftabellen: Ein zentrales Problem sind die Nährstoffangaben aus diversen Tabellen, auf deren Grundlage die individuelle Zufuhr der Nährstoffe errechnet wird. Nun enthält aber die frisch gepflückte Bio-Tomate tendenziell mehr Vitamine als die blasse Billigtomate aus dem Discounter. Frische Milch vom Bio-Hof enthält wahrscheinlich mehr Nährstoffe als extralang haltbare Billigmilch. Eine zerkochte Matscherbse ist neben der knackig grünen Erbse aus der Tiefkühltruhe ziemlich leer. Das steht aber nicht in

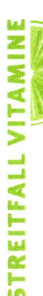

den Tabellen. Außerdem kursieren verschiedene Tabellen mit unterschiedlichen Angaben. Dem Bonner Ernährungsexperten Professor Klaus Pietrzik ist dieser Missstand ein solcher Dorn im Auge, dass er in seinem ansonsten sehr wissenschaftlich verfassten *Handbuch Vitamine* geradezu ärgerlich wird:

»Bei allen statistischen Erhebungen muss auf Nährstoffangaben aus Tabellen zurückgegriffen werden. Dies ist als wesentliche Fehlerquelle anzusehen, da das Datenmaterial häufig uneinheitlich und fehlerhaft ist. Die Gegenüberstellung des Datenmaterials verschiedener Lebensmitteltabellen zeigt, dass häufig *überscharfes Zahlenrechnen a priori absurd ist,* wenn zuverlässige Gehaltsangaben als Basis überhaupt nicht verfügbar sind.«

Ungenaue Empfehlungstabellen: Die RDA (Recommended Daily Allowance) ist die empfohlene Tagesdosis in Deutschland gemäß der »Europäischen Nährwertkennzeichnungsrichtlinie«. Sie wurde 1990 zum ersten Mal herausgegeben (Richtlinie 90/496/EWG) und 2008 von der Europäischen Kommission überarbeitet (Richtlinie 2008/100/EG).

Daneben gibt es auch noch Angaben über empfohlene Höchstmengen (Tolerable Upper Intake Levels, kurz: ULs), die von der Europäischen Behörde für Lebensmittelsicherheit (EBL), englisch: European Food Safety Authority (EFSA), festgelegt werden – und von der RDA abweichen.

Wieder andere Angaben kommen von der Deutschen Gesellschaft für Ernährung (DGE). Und noch einmal andere Angabe vom Bundesinstitut für Risikobewertung (BfR) in Bezug auf die Obergrenzen für Vitamine, die in Nahrungsergänzungsmitteln enthalten sein dürfen.

Sie stehen damit vor einem zweifachen Problem:

- Erstens: Die Angaben weichen sehr stark voneinander ab. Woran sollen Sie sich also halten? (Meine persönlichen Empfehlungen finden Sie im Kapitel über die einzelnen Vitamine ab Seite 126.)
- Zweitens: Woher soll eine Kommission oder eine Behörde überhaupt wissen, wie viel Kalzium oder Vitamin E Sie täglich brauchen? Woher will sie wissen, ob Sie jung oder alt sind, männlich oder weiblich, körperlich oder geistig arbeitend, Sportler oder Superstar-Fan, krank oder gesund, dünn oder dick? Richtig: Das können nur Sie selbst wissen. Und Ihr Arzt.

Um Ihnen einen Eindruck davon zu geben, wie stark die Werte abweichen, habe ich nebenstehend die wichtigsten Daten zusammengestellt. (Die Empfehlungen der Deutschen Gesellschaft für Ernährung folgen im Kapitel zu den einzelnen Vitaminen ab Seite 126.)

Streitfall RDA

Wichtig zu wissen: Die RDA, also die empfohlene Tagesdosis (RDA steht für Recommended Daily Allowance) ist kein Naturgesetz, sondern eine Empfehlung. Sie wird regelmäßig an die neuesten Erkenntnisse der Wissenschaft angepasst. Manchmal aber auch nicht.

Für Vitamin C zum Beispiel war die RDA ursprünglich 15 Milligramm pro Tag. Genau die Menge, die Skorbut verhinderte. In der Folge wurde der RDA-Wert auf 30 Milligramm täglich, dann auf 70 Milligramm und heute auf über 100 Milligramm angehoben. Ich persönlich halte diesen Wert immer noch für zu niedrig.

Für Vitamin E wurden von der DGE zunächst zwölf Milligramm pro Tag festgelegt, heute schwankt die Empfehlung je nach Alter zwischen 12 und 15 Milligramm pro Tag. Dabei ist doch längst wissen-

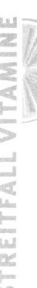

STREITFALL VITAMINE

Unterschiedliche Empfehlungen für fettlösliche und wasserlösliche Vitamine im Überblick

MENGEN IM BLUT PRO LITER VITAMIN	Europa (EFSA): Oberer sicherer Bereich	Kommission der Europäischen Gemeinschaften: Richtlinie 2008/100/EG	Deutschland (BfR): Obergrenze
Fettlösliche Vitamine			
A (Retinol)	3000 µg	800 µg	400 µg
D (Calciferole)	100 µg (seit 27.7.2012, vorher 50 µg	5 µg	5 µg
E (Tocopherole)	300 mg	12 µg	15 mg
Beta-Carotin	zu wenige Daten		2 mg
Wasserlösliche Vitamine			
C	keine Obergrenze	80 mg	225 mg
B_1 (Thiamin)	keine Obergrenze	1,1 mg	4 mg
B_2 (Riboflavin)	keine Obergrenze	1,4 mg	4,4 mg
B_3 (Niacin)	Nicotinamid 900 mg/ Nicotinsäure 10 mg	16 mg	17 mg
B_6 (Pyridoxin)	25 mg	1,4 mg	5,4 mg
B_7 (Biotin)	keine Obergrenze	50 µg	18 mg
B_9 (Folsäure)	1000 µg	200 µg	400 µg
B_{12} (Cobalamine)	bis 5000 µg keine nachteiligen Wirkungen	2,5 µg	3–9 µg

Quellen: EFSA, Europäische Kommission 2008, BfR 2004

schaftlich bewiesen, dass Sie mit 400 Milligramm Vitamin E einen Herzinfarkt zu zwei Dritteln verhindern können. Es wurde längst wissenschaftlich bewiesen, dass 200 Milligramm Vitamin E das Erkrankungsrisiko für Blasenkrebs um 40 Prozent, Prostatakrebs um 56 Prozent, Dickdarmkrebs um 68 Prozent vermindert. Wie kommt es also zu diesen zwölf Milligramm? Ganz merkwürdig, aber wahr: Die Zahl stammt aus den USA. Dort hat man vor über 50 Jahren ausgerechnet, was der durchschnittliche Amerikaner im täglichen Suppenteller hat. Und diesen Wert hat man dann einbetoniert. Richtig ist, dass man damals die entscheidende Wirkung von Vitamin E noch gar nicht kannte. Doch falsch ist es, diesen Wert anschließend, wider besseres Wissen, nicht zu korrigieren.

Messung: Der genaue Blick ins Blut

Sie sehen also: Ernährungsprotokolle liefern jede Menge Daten, die dann aber mit großer Vorsicht zu genießen sind. Ich persönlich halte viel mehr von professionellen Blutanalysen.

Eine Messung des Vitaminspiegels im Blut oder im Urin mit biochemischen Methoden bringt immer exaktere und verlässlichere Ergebnisse als eine Befragung. Oder eine Schätzung. Wenn Sie meine News lesen, dann wissen Sie, wie leidenschaftlich ich mich für diese Methode einsetze. Ich arbeite selbst sehr intensiv damit. Ich messe. Auch bei mir selbst. Dann weiß ich. Alles andere ist Rätselraten.

Eine Blutmessung funktioniert zum Beispiel so (ich folge hier einem Vorschlag des Vitaminexperten Klaus Pietrzik, es gibt natürlich auch andere Wege):

- Sie gehen zu einem guten Arzt und lassen sich ungefähr zehn Milliliter Blut abnehmen.
- Das Röhrchen mit Ihrem Blut wird dann in eine Zentrifuge gesteckt und fünf Minuten um die eigene Achse gedreht.
- Aus wenigen Millilitern Blutplasma kann ein Labor den Spiegel von Vitamin B_{12}, Folat, Vitamin A und E und Beta-Carotin bestimmen. In einem separaten Vorgang auch Vitamin C.

- Aus wenigen Millilitern Vollblut lassen sich die Vitamine B1, B_2 und B_6 ablesen.
- Übrigens lässt sich der Vitaminspiegel auch über eine Untersuchung des Urins bestimmen.

Für die Auswertung der Laborzahlen gilt:

Es kommt nicht darauf an, dass der Spiegel eines bestimmten Vitamins genau einen Normwert trifft. Vielmehr gelten für alle Vitamine bestimmte untere und obere Grenzwerte. Wo genau diese liegen, darüber streiten sich natürlich schon wieder die Geister. Ich arbeite hier mit Erfahrungswerten, die tendenziell über den Werten liegen, die deutsche Labore für normal halten.

Neben den biochemischen Befunden muss der behandelnde Arzt auch wissen, wie Sie leben: Sind Sie Marathonläufer? Betreuen Sie drei kleine Kinder und leiten außerdem ein Unternehmen? Oder sitzen Sie 14 Stunden täglich am Schreibtisch? Außerdem kommt es darauf an, ob und welche Medikamente Sie regelmäßig einnehmen. Und ob Sie bestimmte Beschwerden oder Symptome haben. So kann Nachtblindheit zum Beispiel auf Vitamin-A-Mangel hinweisen, obwohl im Blut noch kein drastischer Mangel erkennbar ist. Oder der Vitaminspiegel ist in Ordnung, Sie haben aber trotzdem Vitaminmangel, weil Ihr Körper die aufgenommenen Nährstoffe nicht umwandeln kann.

Im Hinblick auf größer angelegte Vitaminstudien gibt es aber wieder ein Problem: Oft wird gar nicht geklärt, welche Vitaminkonzentration die getesteten Probanden vor dem Beginn der Studie hatten. Und: Es ist zum Beispiel bekannt, dass sich eine Vitamin-D-Zufuhr bei verschiedenen Personen unterschiedlich schnell auswirken kann. Mich wundert das nicht: Trotz unseres wissenschaftlich geprägten Weltbilds sind wir ja immer noch hochkomplexe menschliche Wesen und keine einfachen Verbrennungsmotoren.

Warum ich die meisten Vitaminstudien für Schrott halte

ICH LESE JEDES JAHR HUNDERTE von medizinischen Studien. Die besten Ergebnisse veröffentliche ich noch am gleichen Tag für Sie im Internet. Doch mindestens so häufig wie interessante Ergebnisse präsentiere ich Ihnen ärgerliche Ergebnisse: Studien, die unsauber durchgeführt wurden. Ohne Messung der Blutwerte, sogar ohne vernünftige Befragung. Tests mit Einzelvitaminen, obwohl mittlerweile sogar Laien wissen, dass Vitamine zumeist nur im Verbund mit anderen Vitaminen oder Nährstoffen wirksam werden können. Unsinnige Tests mit unwirksamen Dosierungen. Und nicht zuletzt: Wild zusammengepuzzelte Metaanalysen, die sich den Schein einer besonderen Aussagekraft geben, tatsächlich aber nichts anderes sind als, pardon, *bullshit*. Ich habe mir die Mühe gemacht, für jede der genannten »Schrottsorten« ein schönes Beispiel zu finden.

Messung im Blut? Fehlanzeige.

Fast niemand führt exakte Blutmessungen durch. »Zu teuer«, heißt es meistens. Aber wie teuer wird es eigentlich, wenn hierzulande mit falschen Studienergebnissen Gesundheitspolitik gemacht wird? Lesen Sie selbst, wie unterschiedlich Studien ausgehen können: Benedetta Bartali, Professorin an der Yale School of Medicine, hat knapp 700 Senioren in der Toskana drei Jahre lang beobachtet, mit

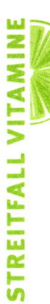

dem recht präzisen *Short Physical Performance Battery Score* untersucht und ihr Blut gemessen. Die Studienteilnehmer waren im Schnitt 73 Jahre alt. Ergebnis: Bei Probanden mit viel Vitamin E im Blut war der körperliche Abbau, der eigentlich mit 30 Jahren beginnt, deutlich gebremst. Und zwar um 62 Prozent! (JAMA 2008; 299: 308–31)

Diese Studie wurde veröffentlicht nach der peinlichen Behauptung von 2005, dass Vitamin E die Sterblichkeit steigere (Ann Intern Med. 2005; 142: 37–46). Der Unterschied? In der neuen Studie wurde tatsächlich gemessen. Nicht geraten.

Einmal fragen reicht doch! Leider nicht.

Es gibt auch Studien, in denen weder exakt gemessen noch exakt beobachtet und nachgefragt wird. Die *Iowa Women's Health Study* (Am. J. Epidemiol. 1996;144:165) ging der Frage nach, ob Frauen, die mehr Obst und Gemüse aßen, dadurch ihr Brustkrebsrisiko verminderten. Tatsächlich wurden immerhin 35 000 Frauen in der Menopause befragt.

Befragt? Die Teilnehmerinnen durften *ein einziges Mal* einen Fragebogen ausfüllen und ihre Ernährungsgewohnheiten notieren. Dann hat man wieder einmal in Tabellen nachgeschlagen und ausgerechnet, wie viele Vitamine die Frauen wohl zu sich genommen haben. Anschließend wurde stillschweigend vorausgesetzt, dass sich die Teilnehmerinnen in den folgenden Jahren exakt an die angenommenen Werte gehalten haben. Nach sechs Jahren schließlich wurden die Brustkrebsfälle gezählt. Natürlich ein unmögliches Verfahren. Ergebnis war, dass das Brustkrebsrisiko unabhängig war davon, ob mehr oder weniger Obst und Gemüse, mehr oder weniger Vitamin A,

Vitamin C, Vitamin E, Retinol oder Carotinoide gegessen wurden. Genau so etwas nenne ich eine Schrottstudie.

Dennoch fand sich eine Perle darin. Denn man fragte auch: Nehmen Sie Vitaminkapseln? Wenn hier jemand mit Ja antwortet, würde ich annehmen, dass er dies wohl regelmäßig tut – denn die Einnahme von Kapseln ist Einstellungssache und nicht so saisonabhängig wie der Verzehr von Rollbraten. Das Ergebnis war, dass Frauen mit

- mindestens 500 Milligramm Vitamin C pro Tag 21 Prozent weniger Brustkrebs und mit
- mehr als 10 000 I. E. Vitamin A pro Tag 27 Prozent weniger Brustkrebs hatten.

Wenn wir also diesem Teil der an sich zweifelhaften Studie glauben können, dann heißt das: Schon geringe Mengen an Vitamin C und Vitamin A können Brustkrebs verhindern. Im Verlauf von sechs Jahren bei 35 000 Frauen.

Die gesamte Pharmaindustrie hat nichts Vergleichbares anzubieten. Dabei sind 500 Milligramm Vitamin C wenig. Eine einzige Papaya kann diese Dosis enthalten. Keine einzige Pille, die Krebs in diesem Umfang verhindert. Welches Ergebnis würde man wohl erzielen, wenn man die Studie mit 3, 5 oder zehn Gramm Vitamin C pro Tag durchführen würde? Ausgesprochen spannend!

Gefährliches Testen von Einzelvitaminen

Wir wissen heute sehr genau, wie verschiedene Vitamine zusammenarbeiten. Trotzdem werden immer wieder Studien gestartet, die das nicht berücksichtigen. Besonders prägnant war hier eine Untersuchung, der zufolge Beta-Carotin für Raucher schädlich sei. Klar ist das so, wenn Beta-Carotin als Einzelvitamin verabreicht wird. Das konnte man vorher wissen. Zusammen mit anderen Antioxidantien verhindert Beta-Carotin aber Lungenkrebs auch beim Raucher zu ca. 70 Prozent. (Mehr zur oft missbrauchten Raucherstudie, wenn es um die Anti-Vitamin-Kampagne des *Spiegel* geht.)

Wenn sich etwas positiv auf unsere Gesundheit auswirkt, sind das immer mehrere Vitamine auf einmal. Multivitamine. Dazu gibt es eine Fülle von Studien. Eine davon finde ich eindrucksvoll: Forscher aus dem Toronto Hospital for Sick Children haben systematisch die gesamte Literatur von 1960 bis Juli 2005 durchsucht, um möglichst viele Studien über den Zusammenhang von Multivitamineinnahmen der Schwangeren und Krebsarten der Kinder zu sammeln. Zwei »blinded independent reviewer«, also unabhängige Fachleute, haben die Artikel nach wissenschaftlicher Qualität beurteilt. Gefunden wurden 61 einwandfreie Studien, von denen schlussendlich sieben auch die kritischsten Einwände überstanden. Sieben Artikel aus 45 Jahren also. Der sensationelle Befund war, dass werdende Mütter, die Multivitamine nehmen, das Risiko für drei Krebsarten bei ihren Kindern senken können. Es fanden sich:

- ein 47 %iger Schutzeffekt gegen das Neuroblastom
- 39 Prozent weniger Leukämiefälle
- 27 Prozent weniger Gehirntumoren

Ganz bewusst spekulieren die Forscher eben nicht darüber, welches der enthaltenen Vitamine hier wirksam war. Und: Alle solche Studien mit Prozentzahlen wie 27 Prozent oder 47 Prozent zeigen immer nur eine Tendenz. Noch nie wurde untersucht, was passiert, wenn die Multivitamindosis verdoppelt oder vervierfacht wird.

Fazit: Das eindeutige Ergebnis der Kinderstudie zeigt, wie falsch übliche Vitaminstudien angelegt sind. Wie falsch es ist, ein einzelnes Vitamin zu testen. So etwas kommt in der Natur nie vor. Hier gibt es ausschließlich Multivitamine. Also sollte man auch Multivitamine testen.

Unsinniges Testen zu niedriger Dosen

Ich staune immer wieder, in wie vielen Studien mit so niedrigen Dosierungen gearbeitet wird, dass überhaupt kein Effekt eines bestimmten Vitamins oder eines Nährstoffs sichtbar werden *kann*. Wissen die Wissenschaftler es nicht besser? Oder testen sie absichtlich so, um medienwirksame Ergebnisse zu erzielen?

»Vitamin D verhindert keinen Herzinfarkt« – das zum Beispiel ist medienwirksam. Zu diesem Ergebnis kam eine Studie der Universität Aberdeen (J Clin Endocrinol Metab 2011), in der 5300 Senioren im Alter über 70 Jahre mit Vitamin D behandelt wurden. Und zwar mit genau 800 I. E. pro Tag. Was kam heraus: Weder die Gesamtsterblichkeit noch die Todesrate durch Herzinfarkt haben sich irgendwie geändert. Vitamin D war offenbar wirkungslos. Wirklich? Wenn man sich mit der Materie auskennt, weiß man, dass ein »normaler« Vitamin-D-Spiegel im Blut 40 bis 60 Nanogramm/Milliliter beträgt. Um einen solchen Spiegel zu erreichen, sind in unseren Breitengraden im Winter eher 3000 I. E. Vitamin D pro Tag notwendig. Mit der Dosis der Universität Aberdeen lassen sich von Oktober bis März nicht einmal 30 Nanogramm pro Milliliter erreichen. 800 I. E. Vitamin D sind eine wirkungslose Unterdosis. Das Ergebnis der Studie war also von vornherein festgelegt: Eine Wirkung war nicht zu erwarten. Auch das nenne ich eine Schrottstudie. Trotzdem wird man sich immer nur auf diese eine negative Studie beziehen und wird sagen: »Siehst du: Vitamine bringen nichts!«

Das ist kein Einzelfall. Es gibt unzählige solcher Studien. Hier noch ein schönes Schrottstudienbeispiel zum Thema Vitamin C:

»Vitamin C schützt nicht vor Erkältungen«, titelte im Jahr 2008 ein Ärzteblatt. Und erklärte: »Der Glaube, dass Vitamin-C-Präparate die Infektabwehr stärken, ist weitverbreitet, aber falsch.«

Da stutzt der Laie. Kennen wir nicht Studien, in denen Genveränderungen durch Grippeviren untersucht wurden … und als wirkliche Hilfe Vitamin C empfohlen wurde? Von Wissenschaftlern? Von Gen-Biologen? Wissen wir nicht längst, dass Vitamin C sogar Krebszellen zu 50 Prozent abtötet?

Die Erklärung gibt die gleiche Ärztezeitschrift: »In einer Metaanalyse mit mehr als 11 000 Kindern und Erwachsenen traten unter einer Prophylaxe mit mindestens 0,2 Gramm Vitamin C pro Tag nicht seltener Erkrankungen auf als unter einer Placebo-Prophylaxe.« Heißt also: Vitamin C hilft nicht. Wenn da nicht noch ein paar Sätze wären wie: »Lediglich bei Marathonläufern oder bei extremer Kälte wurde ein präventiver Effekt der Vitamin-C-Einnahme festgestellt«. Also: Wenn es drauf ankommt, hilft es doch?

Der springende Punkt ist hier wieder die Dosierung: 200 Milligramm Vitamin C pro Tag bewirken nichts. Gar nichts. Eine derartig geringe Vitamin-C-Menge hat es in der ursprünglichen, steinzeitlichen Ernährung nicht gegeben. Wer hat eigentlich etwas davon, in teuren Studien ein Placebo mit einem anderen zu vergleichen? In diesem Falle vielleicht ein Großkonzern, dessen Umsätze steigen, wenn das Ansehen von Vitamin C sinkt?

Metastudien: Auf die Auswahl kommt es an

Eine besonders gemeine Art, Schrottstudien als der Weisheit letzter Schluss zu verkaufen, sind sogenannte Metastudien. Auch dazu ein schönes Beispiel. Dieses Mal trifft es Vitamin E.

»Vitamin E verkürzt das Leben.« Die dramatische Warnung bezieht sich auf eine Metaanalyse von E. R. Miller aus Baltimore, USA (veröffentlicht in 2005 Ann Intern Med 142 (1): 37). Zunächst einmal drei Punkte zur Ehrenrettung: Miller bezieht sein Ergebnis nur auf *hoch dosiertes* Vitamin E. Und er sagt auch nur, *vielleicht* wirkt es sich negativ aus (»may increase«). Will sagen: Das mag so sein. Oder auch nicht. Aber so etwas taugt als Schlagzeile in der Zeitung natürlich nicht. Außerdem bezieht er sich ausschließlich auf Studien mit schwer kranken Menschen (Krebskranken, Patienten auf der Intensivstation etc.) und stellt selbst fest, dass »... sich diese Ergebnisse nicht auf gesunde Erwachsene übertragen lassen«. Wo steht dies in deutschen Zeitungen?

Ich habe mir die Metaanalyse näher angeschaut. Sie umfasst nur 19 Studien, dabei gibt es Hunderte von Vitamin-E-Studien. Und jetzt kommt der Witz: Wenn Sie diese 19 Studien auseinandernehmen, finden Sie, dass in 18 Studien die Mortalität *nicht* signifikant ansteigt. Dass hier kein negativer Vitamin-E-Effekt nachgewiesen wurde. Nur in einer einzigen Studie gelang dies. In einer von 19. Es steht also 18 gegen 1.

Zusammenfassend: In einer einzigen von 19 gezielt aus Hunderten von Vitamin-E-Studien ausgewählten Arbeiten sind schwer kranke Menschen früher gestorben. Bei hoher Dosis. Bei der üblichen Vitamin-E-Gabe dagegen wurde das Leben verlängert. Und daraus wird in deutschen Zeitungen: »Vitamin E verkürzt das Leben.«

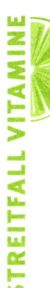

Verdrehte Fakten aus seriösen Studien

NUN SIND BEI WEITEM NICHT alle Studien schrottreif. Das sage ich gar nicht. Es gibt immer noch genug Wissenschaftler, die seriös und genau arbeiten und die in keine Interessenkonflikte mit der Pharmaindustrie oder mit Behörden verstrickt sind.

Wenn nun aber gute Studien vorliegen, kann immer noch viel schiefgehen, bis die Ergebnisse in der Publikumspresse veröffentlicht werden. Immer wieder passiert es, dass Teile der gefundenen Ergebnisse schlicht unterschlagen werden. Damit ein schiefes Bild entsteht, das die öffentliche Meinung wieder in eine Richtung beeinflusst, die einem der Player nutzt. Dazu wieder ein Beispiel. Dieses Mal trifft es Folsäure und Vitamin B_{12}.

»Erhöhtes Krebsrisiko durch Folsäure + Vitamin B_{12}«, warnte die *Deutsche Medizinische Wochenschrift* im Jahr 2010 (Nr. 3, S. 60). Sie schreibt, es seien zwei wissenschaftlich einwandfreie placebokontrollierte Studien nachträglich ausgewertet worden mit dem Ergebnis: »Die kombinierte Folsäure-Vitamin-B_{12}-Gabe hatte eine erhöhte Krebsinzidenz, Krebssterblichkeit und Gesamtsterblichkeit zur Folge.« Und dies stehe in JAMA (*Journal of the American Medical Association*) (JAMA 2009; 320: 2119).

Dort habe ich nachgelesen. In der ersten Studie (WENBIT) steht unter dem Ergebnis der zusammenfassende Satz: Folsäure und Vitamin B_{12} erhöhen die Sterblichkeit *nicht*. Die zweite Studie (NORVIT) von 2005 beschäftigt sich auch mit dem Herzinfarkt. Im Text lesen wir: »Das Krebsrisiko in der Folsäuregruppe war erhöht, erreichte aber keine statistische Signifikanz.« Das war's. Keine erhöhte Sterblichkeit. Keine Signifikanz. So viel zu der Behauptung einer Fachzeitschrift (!), Folsäure und Vitamin B$_{12}$ lasse die Menschen sterben.

In einem weiteren Beispiel trifft es dann alle Vitamine auf einmal:

»Vitaminpillen bremsen positive Wirkung von Sport« liest der Sportler schockiert. Das habe auch ich schockiert gelesen und gleich in die Originalstudie geschaut. Da zeigte sich wieder: Das wirklich Wichtige wurde einfach weggelassen. Es hätte die wunderbare Schlagzeile gestört. Da steht nämlich, dass die teilnehmenden Sportler folgende Voraussetzungen erfüllen mussten:

- keine entzündliche Erkrankung
- keine Stoffwechselstörung
- Blutdruck unter 140/85 mm HG
- keine Arterienverkalkung
  (wissen Sie etwas darüber bei sich?)
- keine Schilddrüsenfehlfunktion
- keine Einnahme von Tabletten
- kein Rauchen, kein Alkoholkonsum

Und dann wurde Sport sehr genau definiert: mit exakter Pulsfrequenz und genau definiertem Sportprogramm (20 Minuten Aufwärmen und Cooling down, der Sport war präzise »20 Minuten Radfahren oder Laufen, 45 Minuten Zirkeltraining«).

Unter genau diesen präzise definierten, besonders pulskontrollierten sportlichen Belastungen galt die Studie. Und nur für Menschen, die obige Gesundheitskriterien erfüllten. Nur dann wurden die verdoppelten freien Radikale im Körper möglicherweise gesundheitlich wirksam. Nur dann hatten sie einen Impfeffekt. Leider lässt sich diese Studie nicht so einfach auf jeden Breitensportler übertragen. Was nutzt sie uns also? Nichts.

Nächstes Problem: Manchmal verstehen auch Journalisten die medizinische Fachsprache nicht. Oder die Fachpresse informiert (absichtlich?) falsch. Dann wird aus völlig undramatischen Studienergebnissen wieder eine schockierende Schlagzeile:

»Vitamin D steigert Risiko für hellen Hautkrebs.« Ach nein, denkt der Leser. Warum jetzt das? Zitiert wird eine Osteoporose-Studie an 3223 Teilnehmern. Diese wurden zehn Jahre beobachtet. Als Nebenresultat zeigte sich, dass der Vitamin-D-Spiegel im Blut *assoziiert* war mit dem weißen Hautkrebs (Arch Derm, 15.08.2011). Was heißt assoziiert? Ganz einfach: Wer länger in der Sonne liegt, hat mehr Vitamin D im Blut. Wer länger in der Sonne liegt, hat auch mehr weißen Hautkrebs. Also ist Vitamin D *assoziiert* mit weißem Hautkrebs.

Wir kennen das Prinzip: Im Frühjahr gibt es mehr Störche. Im Frühjahr gibt es auch mehr Kinder. Es handelt sich aber noch lange nicht um ein Ursache-Wirkungs-Prinzip.

Die Wissenschaftler haben das auch gar nicht behauptet: Ausdrücklich schreiben die in ihrer Studie, dass die Einnahme von Vitamin D selbstverständlich keinen Krebs auslöst. Vitamin D also nicht Krebs verursacht. Trotzdem finden wir in *springermedizin.de* vom 22.8.2011 Überschriften wie »Vitamin D steigert Risiko für hellen Hautkrebs«. Oder in der Zeitschrift *MMW – Fortschritte der Medizin* (35–2011, S. 19): »Mit dem Vitamin-D-Wert steigt das Risiko für hellen Hautkrebs.«

Dieser Vorgang zeigt, dass Journalisten (nur die?) das Wörtchen »assoziiert« nicht verstehen. Den statistischen Hintergrund. Und Ihr Hautarzt?

Es gibt also unzählige Möglichkeiten, Schrottstudien durchzuführen. Oder die Ergebnisse guter Studien so schlecht darzustellen, dass sie durch die Medien verschrottet werden. Der Effekt ist immer der gleiche: Verbraucher, Sportler, Patienten sind verunsichert. Rennen zuerst dem einen Trend hinterher, dann dem anderen und geben die Auseinandersetzung mit dem Thema irgendwann völlig auf, weil sie nicht mehr wissen, wem sie überhaupt noch glauben können.

Fatal ist es meiner Meinung nach, wenn dadurch auch die gesunde Ernährung aufgegeben und die möglicherweise notwendige Einnahme von Vitaminpräparaten eingestellt wird.

Im folgenden Abschnitt möchte ich deshalb versuchen, etwas Licht und Orientierung in den Dschungel der Vitaminstudien, der Pro- und Contra-Meinungen und des Lobbyismus zu bringen.

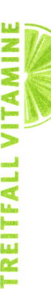

Wenn fünf sich streiten ... ist der Verbraucher ratlos

ICH HABE DIESES BUCH NICHT geschrieben, um eine Verschwörungstheorie zu entwerfen. Worum es mir geht, ist Ihre Gesundheit. Ich wünsche mir, dass Sie in Zukunft erkennen können, welche Information zum Thema Vitamine etwas taugt und welche nicht. Dass Sie erkennen, wer wie argumentiert und warum er das tut. Und dass Sie sich in Zukunft nach dem Lesen von Vitamininformationen in den Medien nicht mehr verunsichert fühlen, sondern sich entspannt lächelnd zurücklehnen. Weil Sie es besser wissen.

Im Folgenden zeige ich Ihnen kurz, wie die Fronten in der deutschen Diskussion zum Thema Vitamine verlaufen. Es ist ein recht grober Überblick. Wenn Sie Spaß daran haben, können Sie gerne weiter recherchieren. Dann werden Sie schnell bemerken, dass der Frontverlauf hinter den Kulissen weitaus verzweigter ist. Einige Akteure werden Ihnen immer wieder begegnen, zum Teil an verschiedenen Fronten zugleich. So ist das eben in unserer komplexen Welt. Sie lässt sich leider nicht in Gut und Böse einteilen – auch wenn sich derartig einfache Geschichten viel besser erzählen lassen.

Interessant ist, dass diese Fronten überhaupt nicht neu sind. Seit Beginn der Vitaminforschung haben sich Forscher an den Universitäten für das Thema begeistert und mit der Pharmaindustrie zusammengearbeitet. Die Erforschung von Vitamin C zu Beginn der

1930er-Jahre wurde so von der »Notgemeinschaft der Deutschen Wissenschaft« finanziert und durch Materialien der Pharmafirma Merck ermöglicht. Seit Beginn war das Thema »Volksgesundheit« immer auch ein politisches Thema, sodass sich selbstverständlich auch die Staaten in die Vitaminforschung eingeschaltet haben. Seit Beginn gab es Kritiker, die gegen »künstliche« Vitamine und »die Pharmaindustrie« zu Felde zogen und die statt Vitaminpillen lieber Äpfel auf dem Teller sahen. Und seit Beginn gab es auch die Hoffnung der Verbraucher, mithilfe der Vitamine mögliche Mängel auszugleichen oder, besser noch, mit ihrer Hilfe den eigenen Körper in einen optimalen Zustand zu bringen.

1. Fall:
Die Pharmaindustrie macht mobil gegen Vitamine

Es lässt sich nur vermuten: Wenn Studien zeigen, dass bestimmte Vitamine wirksamer sind als bestimmte Produkte aus der Pharmaindustrie, ist diese an der Verbreitung ebendieser Ergebnisse nicht interessiert. Dazu zwei Beispiele:

Vitamin C wirkt gegen Krebs. Das National Institute of Health in den USA hat im Jahr 2005 nachgewiesen: Vitamin C, gegeben als Infusion, ist das effektivste Chemotherapeutikum überhaupt. Denn Vitamin C kann Krebszellen abtöten, lässt aber die gesunden Zellen unbehelligt. Bereits 1978 wurde erstmals berichtet, dass Vitamin C die Überlebenszeit von hoffnungslosen Krebspatienten verlängert (PNAS 75 (12): 6252). Dabei wurden zehn Gramm Vitamin C *infundiert*. Sofort allerdings wurde dieses Ergebnis torpediert durch zwei Folgestudien aus der Mayo-Klinik. Deren Resultat: Vitamin C hilft nicht. Freilich: Jetzt wurden die zehn Gramm Vitamin C *oral* verabreicht (NEJM 301 (13): 687). Kein Wunder, dass das nicht hilft: Die im Blut notwendige Dosis muss deutlich über einem Millimol pro Liter liegen – und dazu kommt es nicht, wenn Vitamin C geschluckt wird. Selbst 18 Gramm Vitamin C, korrekt über den Tag verteilt, führen nicht zu einem Blutspiegel von einem Millimol pro Liter. Bei einer Infusion von 7,5 Gramm aber steigt der Vitamin-C-Spiegel auf 2,38 Millimol pro Liter.

All dieses Wissen ist längst publiziert. Warum wird Krebs noch immer nicht mit hoch dosierten Vitamin-C-Infusionen behandelt? Freilich: Eine Chemotherapie kostet mehrere zehntausend Euro. Und eine Vitamin-C-Behandlung nur ein- bis zweitausend Euro.

Vitamin E verhindert den Herzinfarkt dreimal so gut wie cholesterinsenkende Mittel. Schon im Jahr 1995 hatte die Universität London nachgewiesen, dass täglich 400 Milligramm Vitamin E den Herzinfarkt dreimal wirksamer verhindert als *Statine,* also Cholesterinsenker. 2009 belegte die University of Washington in einer Studie an 77 719 Teilnehmern zwischen 50 und 76 Jahren: Wer zehn Jahre lang täglich 215 Milligramm Vitamin E genommen hatte, reduzierte sein Sterberisiko von Herzinfarkt und Schlaganfall um 28 Prozent. Nicht nur sein Erkrankungsrisiko (die Zahl liegt noch höher), sondern den Tod. Dies wissen wir also auf der einen Seite.

Auf der anderen Seite wissen wir auch, dass das Pharmaunternehmen Pfizer das cholesterinsenkende Medikament *Sortis* vertreibt. Es »gilt als eines der Blockbuster-Medikamente des letzten Jahrzehnts«, so formuliert es die Online-Ausgabe der *Deutschen Apotheker-Zeitung* (7.3.2012). Im Jahr 2008 war es das weltweit umsatzstärkste Arzneimittel überhaupt. Es brachte dem Unternehmen 12,4 Milliarden (!) Dollar Umsatz ein.

Von anderen Statinen ist mittlerweile bekannt, dass sie möglicherweise nicht nur nicht helfen, sondern sogar schaden können. Beispiel *Sortis:* Wenn 100 Menschen so eine Tablette schlucken, dann kann zwischen null und vier Prozent der Menschen geholfen werden. Nur! Die restlichen 96 bis 100 Prozent schlucken umsonst. Man weiß heute auch: Nur dann, wenn schon ein Herzinfarkt durchgemacht wurde, haben einige wenige Prozent der Patienten einen Nutzen von dieser Tablette. Alle anderen leiden eher unter massiven Nebenwirkungen.

Zweites Beispiel: *Ezetimib*. Eine Studie zeigte, dass dieses Mittel kalkhaltige Einlagerungen in den Blutgefäßen nicht nur nicht verringert, sondern im Gegenteil verstärkt. Die Verkalkungen nahmen zu. Und doch schlucken 300 000 Menschen allein in Deutschland dieses Mittel – Tag für Tag. »Für das Medikament werden 220 Millionen Euro im Jahr unsinnig ausgegeben«, erklärte der Chefkardiologe Professor Erland Erdmann (Emeritus), Gründer des Herzzentrums der Universität Köln gegenüber dem *Spiegel* (12.3.2012). »Hier wird in großem Stil betrogen.«

Ich erinnere an das Statement von Gert Antes, dem Leiter des auf Metaanalysen spezialisierten Deutschen Cochrane-Zentrums. Ihm zufolge gibt es zu wenig unabhängige Pharmaforschung. »Ein Großteil der Studien stamme von der Industrie oder sei von ihr unterstützt – direkt oder eben über den Umweg via Stiftungen.«

Die Vermutung liegt also nahe, dass die Pharmaindustrie, die zum Beispiel von Chemotherapie oder von Cholesterinsenkern lebt, an wissenschaftlichen Ergebnissen zum Thema Vitamine nicht interessiert ist. Tatsächlich lässt sich das sogar nachweisen: Forscher der Universität von Florida haben medizinische Zeitschriften ausgewertet. Dabei wurde in jedem Jahrgang geprüft:

- Anzahl der Seiten mit Werbung für die Pharmaindustrie
- Anzahl der Beiträge über Nahrungsergänzungsmittel
- Und noch genauer: Wie negativ über Nahrungsergänzungsmittel berichtet wurde

Ergebnis: Je mehr Pharmawerbung, desto seltener wurde über Nahrungsergänzungsmittel berichtet. In den Zeitschriften mit dem geringsten Anteil an Pharmawerbung fanden sich nur vier Prozent negative Beiträge über Nahrungsergänzungsmittel, in den Zeitschriften mit der meisten Pharmawerbung dagegen 67 Prozent negative Artikel (Quelle: Compl. Alt. Med. 2008, April 9).
Dazu meint der renommierte Psychiater Professor Abram Hoffer: »Es ist wirklich schwierig, die Öffentlichkeit über gesunde Behandlungsmethoden aufzuklären, über Methoden, in denen zuerst der Patient kommt und nicht Big Pharma.« Und Professor Hans Jonssons vom berühmten Karolinska-Institut in Schweden: »Die positiven Berichte über hohe Vitamindosen werden weitgehend vom medizinischen Establishment ignoriert.«
Das ist das Ergebnis für die Fachpresse. Ich wüsste keinen einzigen Grund, warum es in der Publikumspresse anders ausfallen sollte.

2. Fall:
Die Chemieindustrie wirbt für Vitamine

Wenn man sich mit der Pharmaindustrie und dem Thema Vitamine beschäftigt, stellt man also relativ schnell fest, dass die Hersteller von Medikamenten und die Hersteller von Vitaminen zwar beide im weitesten Sinne zur Pharmaindustrie zählen, dass sie aber an verschiedenen Fronten kämpfen.
Interessanterweise agiert an der Front der Vitaminhersteller in Europa vor allem ein Unternehmen: das niederländische Unternehmen Koninklijke DSM N. V. mit Sitz in Heerlen.
Ursprünglich betrieb das 1902 gegründete Unternehmen DSM (Dutch State Mines/De Staats Mijnen) Bergbau. In den 1960-er und 1970-er Jahren wurden die staatseigenen Minen in den

Niederlanden geschlossen. DSM orientierte sich um in Richtung Chemie. 1989 wurde DSM privatisiert. Im Jahre 2002 verkaufte das Unternehmen seine Erdölabteilung an das saudi-arabische Unternehmen SABIC, ebenso erwarb es den Unternehmensbereich Nahrungsergänzung und -zusatzstoffe von Hoffmann-La Roche. Der heute börsennotierte, global agierende Konzern hat 2011 seinen Umsatz um elf Prozent auf 9,05 Milliarden Euro gesteigert. Der Gewinn vor Steuern und Zinsen (Ebit) legte um 15 Prozent auf 866 Millionen Euro zu. Allein in der Sparte *Nutrition* wuchs der Umsatz um zwölf Prozent auf 3,4 Milliarden Euro.

Wie schafft es DSM nun, sich gegen den Anti-Vitamin-PR-Druck der übrigen Pharmaindustrie zu stemmen? Dieser Frage ist der SWR-Journalist Frank Wittig nachgegangen. Um es gleich vorwegzunehmen: Ich teile die Anti-Vitamin-Haltung dieses Journalisten persönlich nicht. Dennoch möchte ich Ihnen einen Einblick in seine Recherchen geben, damit Sie sehen: Es gibt keine Front in der Vitamin-Schlammschlacht, die sich mit Ruhm bekleckert. Auch die nicht, deren Position ich eigentlich teilen müsste.

Das also schreibt Wittig: Im Jahr 2010 hatte das Institut für Lebensmittelchemie und Ernährungswissenschaft der Universität Hohenheim zu einer Podiumsdiskussion eingeladen. Titel: »Vitaminversorgung in Deutschland: Ein Grund zur Sorge?« Auf dem Podium: Professor Peter Stehle von der Deutschen Gesellschaft für Ernährung (DGE), Professor Gerhard Rechkemmer vom Max-Rubner-Institut (MRI), dem Bundesforschungsinstitut für Ernährung und Lebensmittel (BfEL), Dr. Manfred Eggersdorfer von DSM. Dieser Industrievertreter durfte auch das wissenschaftliche Schlusswort halten. Gastgeber: Professor Hans Konrad Biesalski von der Universität Hohenheim, der gute Kontakte zur Nahrungsergänzungsmittelindustrie pflegt (zum Beispiel zur Firma Orthomol, für die er ein Buch geschrieben hat, aber auch zu anderen privaten Unternehmen, in deren Auftrag er die sogenannten »Hohenheimer Konsensusgespräche« moderiert hat, die wiederum von einer Firma organisiert wurden, die seiner Frau gehörte, siehe *Drucksache 13/2940* vom 27.2.2004, Landtag von Baden-Württemberg).

Die Experten auf dem Podium empfahlen Folsäure für Schwangere und Vitamin D für ältere Menschen, riefen aber deutlich *keinen* Alarm für ein Vitamindefizit in Deutschland aus. Dennoch wurde zwei Tage nach der Veranstaltung über eine Presseagentur gemeldet: »Vitamin-Defizit-Alarm: Für ganz Deutschland befürchten Wissenschaftler Gesundheitsrisiken durch Vitamin-Unterversorgung.«

Autorin der Meldung – wieder laut Wittig: die freie Journalistin Lisa Loewenthal, zugleich Mitglied des Vereins für Ernährungs- und Vitamininformation, der sich das Kürzel EVI gegeben hat. Im wissenschaftlichen Beirat von EVI war auch schon Professor Biesalski. Den EVI-Vorstand leitete ein Mitarbeiter von DSM. Und Inhaberin der Informations-Webseite *Nutri-Facts* von DSM war damals wiederum Lisa Loewenthal.

Frank Wittig schreibt: »Für mich war damit klar: Podiumsdiskussion und Pressemitteilung hatten nur das Ziel, das Schreckgespenst vom Vitaminmangel in der öffentlichen Diskussion und den Medien am Leben zu halten. Eine Gegenoffensive, um das durch negative Studienergebnisse angeschlagene Image der Vitamine aufzupolieren. Immerhin geht es ja um den Absatz von Vitaminpräparaten und Vitaminen als Nahrungsmittelzusatz mit einem Umsatz von weit über einer Milliarde Euro pro Jahr. Allein in Deutschland.«

Wie gesagt: Auch wenn ich die Anti-Vitamin-Haltung des SWR-Journalisten *nicht* teile, hat er grundsätzlich dennoch recht in seiner Einschätzung, dass es nicht den *ethischen* Grundsätzen des Journa-

lismus entspricht, wenn sich eine PR-Mitarbeiterin als freie Journalistin ausgibt und eine offensichtlich verzerrte Berichterstattung in
Umlauf bringt.

3. Fall:
Romantiker werben für »natürliche« Vitamine

Gegen die Pharmaindustrie *und* gegen die Produkte der Nahrungsergänzungsmittelindustrie ziehen die Romantiker ins Feld. Dazu
lassen sich im weitesten Sinne sogar die Anhänger der »Vitalstoff-
gesellschaft« zählen, die schon in den 1950er-Jahren die Zusammenarbeit von Pharmaindustrie und akademischen Biochemikern
kritisiert hatten.

Heute sind es hauptsächlich Journalisten, die für die Zeitschriften
schreiben, die man in Reformhäusern oder in Öko-Supermärkten
bekommt. Solche Publikationen kann man aber auch kaufen. Und
es sind Publizisten von »kritischen Ratgebern«. Auf den ersten Blick
scheint es so, als kämpften diese Publizisten einen *guten* Kampf
gegen die *böse* Industrie, die den armen Menschen mit ihren synthetischen Produkten nur krank machen wolle.

Tatsächlich aber machen auch sie sich für eine Industrie stark – nur
ist es eine besondere Sparte der Industrie: Es sind die vielen kleinen Hersteller von »natürlichen« Elixieren und Aufbaupräparaten,
zum Beispiel aus Sanddorn, aus Spirulina (früher als »Blaualgen«
bezeichnet), aus Papayakernen und so weiter. Erstaunlich ist auf
den ersten Blick die Zahl der in den Texten offen beworbenen Produkte. Wenn sich auf den zweiten Blick aber zeigt, welche Verlage
hinter den Zeitschriften und Büchern stehen, dann darf man sich
wieder daran erinnern, dass auch diese hauptsächlich von Anzeigen leben.

4. Fall:

Medien machen mobil gegen Vitamine

Immer wieder rollen Anti-Vitamin-Kampagnen durchs Land. Große Publikumsmedien wie der *Spiegel* und *Focus,* aber auch *Öko-Test* und immer wieder auch Fernsehsender wie der *SWR* tun sich mit Beiträgen zu diesem Thema hervor. Warum?

1. Aufmerksamkeit. Eine Nachricht, die meine vorgefertigte Meinung auf den Kopf stellt, fällt mir immer auf. Außerdem eine Nachricht, die mich persönlich betrifft. Und eine Nachricht, die mir Angst macht. Und eine, die etwas mit einem berühmten Menschen zu tun hat. »Harvard-Forscher zeigt: Vitamin C ist lebensgefährlich!« wäre so eine Schlagzeile, die alles auf einmal erfüllt. »Nachrichtenwerte« nennen Medienwissenschaftler diese Faktoren, nach denen in den Redaktionen darüber entschieden wird, ob eine kleine Meldung zu einer großen Geschichte wird. Oder ob sie im Papierkorb landet. Zeitschriften wie der *Spiegel* schaffen es immer wieder, mit erstaunlichen Storys Aufmerksamkeit zu erregen. Deshalb sind sie erfolgreich. Das hat erst einmal überhaupt nichts mit Verschwörung zu tun.

2. Umsatz. Es hat aber etwas mit Geschäftsinteressen zu tun – die ich an dieser Stelle natürlich nicht klar nachweisen kann. Man kann aber ganz entspannt feststellen, dass ein Massenmedium mit einer hohen Auflage (siehe »Aufmerksamkeit«) oder hohen Einschaltquoten auch höhere Preise für Werbung verlangen kann. Außerdem kann man nachschauen, wer in den großen Massenmedien Anzeigen schaltet. Imageanzeigen, Produktanzeigen, auch Personalanzeigen. Und dann kann man sich überlegen, was die Berichterstattung mit den Anzeigen zu tun hat. Übrigens nicht nur bei Anti-Vitamin-Kampagnen. Das Gleiche funktioniert auch bei den jüngsten Berichten über Bio-Obst, das nun plötzlich doch nicht gesünder sein soll als konventionell produziertes Obst. Gab es da nicht etliche große Unternehmen, die die Landwirtschaft mit Düngemittel und Co. beliefern?

5. Fall:
Behörden machen Vitaminpolitik

Vitamine sind ein Politikum. Heute noch genau wie zur Zeit ihrer Entdeckung. Deshalb gibt es in Deutschland eine ganze Liste von Behörden und Instituten, die mit dem Thema Ernährung befasst sind.

Die wichtigsten Player in Deutschland

- Bundesamt für Verbraucherschutz und Lebensmittelsicherheit (BVL)
- Bundesinstitut für Arzneimittel und Medizinprodukte (BfArM)
- Bundesinstitut für gesundheitlichen Verbraucherschutz und Veterinärmedizin (BgVV)
- Bundesinstitut für Risikobewertung (BfR)
- Bundesministerium für Ernährung, Landwirtschaft und Verbraucherschutz (BMELV)
- Bundesministerium für Gesundheit (BMG)
- Deutsche Gesellschaft für Ernährung e. V. (DGE)
- Max-Rubner-Institut (MRI)
- Bundesforschungsinstitut für Ernährung und Lebensmittel (BfEL)
- Paul-Ehrlich-Institut (PEI): Bundesinstitut für Impfstoffe und biomedizinische Arzneimittel
- Robert-Koch-Institut (RKI): Zentrale Einrichtung des Bundes zur Erkennung, Verhütung und Bekämpfung von Krankheiten

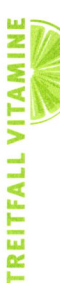

Zu den wichtigsten Playern zählen die Deutsche Gesellschaft für Ernährung e. V. (DGE) und das Max-Rubner-Institut (MRI).

Deutsche Gesellschaft für Ernährung (DGE): Die DGE hat sich »Ernährungsaufklärung und Qualitätssicherung in der Ernährungsberatung und -erziehung« zum Ziel gesetzt. Es soll der Gedanke der »vollwertigen Ernährung« gefördert werden. Außerdem kümmert sich die DGE um die Qualitätssicherung von Lebensmitteln und will so »einen Beitrag für die Gesundheit der Bevölkerung« leisten. Die DGE tritt regelmäßig hervor mit der

- Publikation des Ernährungsberichtes (alle vier Jahre)
- Herausgabe der **D-A-CH-Referenzwerte** für die Nährstoffzufuhr
- Herausgabe von DGE-Beratungs-Standards, Leitlinien und Stellungnahmen
- Herausgabe der Fachzeitschrift *Ernährungs-Umschau* (jeden Monat)

Die DGE ist ein eingetragener, gemeinnütziger Verein. Er finanziert sich zu 30 Prozent selbst, 70 Prozent des Budgets kommen vom Bundesministerium für Ernährung, Landwirtschaft und Verbraucherschutz (BMELV) sowie von den Ländern.

Max-Rubner-Institut (MRI): Das MRI hat den Status einer selbstständigen Bundesoberbehörde und untersteht unmittelbar dem Bundesministerium für Ernährung, Landwirtschaft und Verbraucherschutz (BMELV).

93

Forschungsschwerpunkte dieser Institutionen sind

- der Gesundheitschutz für Verbraucher im gesamten Bereich der Ernährung
- die Bestimmung und ernährungsphysiologische Bewertung der gesundheitlich relevanten Inhaltsstoffe in Lebensmitteln
- die Untersuchung schonender, Ressourcen erhaltender Verfahren der Be- und Verarbeitung
- die Qualitätssicherung pflanzlicher und tierischer Lebensmittel sowie
- die Untersuchung soziologischer Parameter der Ernährung sowie die Verbesserung der Ernährungsinformationen

An den verschiedenen Standorten des MRI sind rund 700 Mitarbeiter beschäftigt. Das Institut arbeitet mit öffentlichen Mitteln, akquiriert aber auch immer mehr Drittmittel – das heißt: Gelder von Unternehmen und Organisationen.

Es wird geleitet von Professor Dr. Gerhard Rechkemmer, der auch DGE-Präsidiumsmitglied ist und Teil des Board of Directors, einem Leitungsgremium des International Life Sciences Institute Europe (ILSI Europe), das nicht nur von Experten aus der Forschung getragen wird, sondern auch von zentralen Playern aus der Industrie wie zum Beispiel DSM – das Unternehmen, das Sie schon kennengelernt haben.

Das MRI wurde im Jahr 2002 mit der Planung und Durchführung der Nationalen Verzehrsstudie II (NVS II) beauftragt. Die erste Studie lag zu diesem Zeitpunkt rund 20 Jahre zurück und umfasste nur die alten Bundesländer. Die NVS II sollte repräsentative Daten zum »aktuellen und üblichen Verzehr an Lebensmitteln« aufzeigen und »die daraus berechnete Nährstoffzufuhr der Bevölkerung abbilden«. Zwischen November 2005 und November 2006 wurden im

Rahmen dieser Studie 20 000 deutschsprachige Personen im Alter zwischen 14 und 80 Jahren befragt.

Wenn Ihnen also eine Saftflasche sagt, mit zwei Gläsern Saft deckten Sie 100 Prozent Ihres Bedarfs an Vitamin C, dann stützt sich diese Rechnung auf Werte aus dem Hause DGE. Und wenn über die mangelnde Vitamin-D-Versorgung der Bevölkerung diskutiert wird, dann spielen die Erhebungen aus dem Hause MRI dabei eine zentrale Rolle. Doch warum machen die offiziellen Player Politik für oder gegen Vitamine?

1. Es geht um Geld

Würden die obersten Ernährungswächter in Deutschland offiziell den Vitaminnotstand ausrufen, dann würde das bedeuten, dass diesem Notstand auch von staatlicher Seite ein Ende bereitet werden müsste. Vitamin D für Kleinkinder gibt es ja schon kostenlos. Aber wie steht es um die Bevölkerung, die älter ist als zwei Jahre? Im Moment tut sich da noch nichts. Was aus meiner Sicht als Mediziner sogar ökonomisch unsinnig ist.

Im Jahr 2009 haben sich Experten aus den USA, Norwegen, Österreich und Deutschland zusammengesetzt. Und haben versucht auszurechnen, was diese Länder an Geld einsparen würden, wenn man den Vitamin-D-Spiegel nur auf 40 Nanogramm/Milliliter anheben würde. Um diesen Wert zu erreichen, brauchen Sie 2000–3000 I. E., nach meinen Messungen eher 4000 I. E. Das aber hätte Auswirkungen auf:

- Erkrankungen des Herz-Kreislauf-Systems
- Infektionskrankheiten
- Autoimmunkrankheiten (MS)
- Krebserkrankungen

Um nun diesen Blutspiegel in der Bevölkerung zu erreichen, braucht man Geld. Nicht nur für Vitaminpräparate, sondern auch um Nahrungsmittel anzureichern und für die nötigen Folgeuntersuchungen. Die Investition beträgt etwa zehn Milliarden Euro pro Jahr. Dafür würde man allerdings 187 Milliarden Euro jedes Jahr einsparen. Wie gesagt: Vitamine sind ein Politikum.

2. Es geht um Standortpolitik

Wie würde wohl Deutschland in den Augen der Weltöffentlichkeit dastehen, wenn eine deutsche Behörde die Parole »Deutschland ist ein Vitaminmangelland« ausgeben würde? Was würden die landwirtschaftlichen Verbände sagen, wenn eine deutsche Behörde die Produkte der hiesigen Bauern als vitaminarm bemängeln würde? Was würde politisch passieren, wenn die deutsche Kartoffel und das deutsche Getreide von der DGE nicht mehr so intensiv als zentrale Lebensmittel gelobt würden? Spannend!

Fazit: Wir hören Informationen für und gegen Vitamine also aus mindestens fünf Sprachrohren. Jeder, der etwas zum Thema sagt, wird von bestimmten Interessen geleitet – und zwar in den meisten Fällen von wirtschaftlichen Interessen.

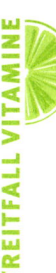

Fallbeispiel
Der Spiegel

Wie er argumentiert
und warum das falsch ist

MIT DEM WISSEN ÜBER DEN Sinn und Unsinn medizinischer Studien und über die am Vitamin-Scharmützel beteiligten Parteien nehmen wir nun, Schritt für Schritt, die in der Titelstory »Die Vitamin-Lüge« des *SPIEGEL* 3/2012 zitierten Studien auseinander (alle nachfolgenden Zitate stammen aus dieser Quelle). Natürlich ist das nun schon eine Weile her. Weil einzelne Fehlinterpretationen aus dieser Publikation aber noch immer durch die Presse kursieren, möchte ich dazu noch einmal ein deutliches Zeichen setzen.

Damit die Verbreitung von Vitamin-Unsinn ein Ende hat.
Es ist mir wirklich ernst damit.

1. Irrtum: In allen Lebensmitteln sind heute Vitaminzusätze enthalten, sodass wir uns gar nicht mehr davor retten können.

»Selbst wer auf diese Präparate verzichtet, kann Vitamine als Zusätze in Lebensmitteln kaum vermeiden. Der weltgrößte Hersteller DSM verkündet selbstbewusst, dass sich ›kaum ein Produkt in einem Lebensmittelregal findet, wo wir nicht in irgendeiner Form involviert sind.‹«

Stimmt nicht!

Laut dem Bund für Lebensmittelrecht und Lebensmittelkunde e. V. (BLL, ein Spitzenverband der Lebensmittelwirtschaft) sind in Deutschland Lebensmittel nur zu einem geringen Teil entsprechend angereichert. Ihr Anteil betrug im Jahr 2010 weniger als sechs Prozent, und zwar über alle Warengruppen. Dennoch stimmt die Aussage von DSM – allerdings aus einem anderen Grund: Der Konzern vertreibt nämlich nicht nur Vitamine, sondern auch Aromen und Duftstoffe (siehe www.dsm.com). Insofern führt das DSM-Zitat im *Spiegel* in die Irre.

2. Irrtum: Die sogenannte »finnische Raucherstudie« zeigte, dass Vitamin E und Beta-Carotin zu Lungenkrebs und einer höheren Sterblichkeit führt.

> *»Den bis dahin schwersten Schlag erhielt die Vitamin-Bewegung im Jahr 1994. Damals wollten finnische Forscher nachweisen, dass die Einnahme von Vitamin E und Beta-Carotin (das im Körper dann zu Vitamin A wird), Rauchern Vorteile bringe. Für die Studie wurden 29 133 männliche Raucher zwischen 50 und 69 Jahren in verschiedene Gruppen eingeteilt. Das unerwartete Ergebnis: In der Gruppe, die Beta-Carotin schluckte, stiegen die Fälle von Lungenkrebs um 18 Prozent an, die Gesamtsterblichkeit der Vitaminkonsumenten war um 8 Prozent erhöht.«*

Stimmt nicht!

Im Jahr 1994 hat das National Cancer Institute (NCI) im National Institute of Health (NIH) zwei Studien abgeschlossen. Die eine zusammen mit finnischen Wissenschaftlern (National Public Health

Institute of Finland), die andere in China. In beiden Studien ging es um Beta-Carotin und Krebs.

In der ersten Studie in Finnland (offiziell: die ATBC-Studie, Kurzform für *Alpha-Tocopherol, Beta-Carotene Cancer Prevention,* publiziert in N Engl. J. Med. 1994; 330: 1029–35) wurde 29 000 männlichen Rauchern sechs Jahre lang entweder Beta-Carotin oder Vitamin E oder Beta-Carotin plus Vitamin E oder ein Placebo verabreicht. Die Raucher sollten mindestens fünf Zigaretten am Tag rauchen und zwischen 50 und 69 Jahre alt sein. Tatsächlich hatten die getesteten Männer dann ein Durchschnittsalter von 57,2 Jahren, sie rauchten im Schnitt 20,4 Zigaretten am Tag und waren durchschnittlich seit 35,9 Jahren Raucher.

Das Ergebnis der Raucherstudie: 18 Prozent mehr Lungenkrebs durch Beta-Carotin. Das ist die einzige Zeile, die in den Medien immer und immer wieder in den Schlagzeilen steht und die den Verbrauchern in Erinnerung bleibt.

Was nicht veröffentlicht wurde, sind folgende Fakten:

- Weitere Analysen der Studienergebnisse zeigten: Die schädlichen Effekte des Beta-Carotins traten nur bei Personen auf, die mindestens ein Päckchen Zigaretten am Tag rauchten (Natl Cancer Inst 1996;88:1560–70).
- Die Teilnehmer bekamen nur Vitamin E und Beta-Carotin. Keine anderen Antioxidantien wie Vitamin C, obwohl genau diese im Blut von Rauchern typischerweise Mangelware sind. Weil es zu wenige Antioxidantien gibt, kippt die Krebs verhindernde Wirkung von Beta-Carotin bei Rauchern um ins Gegenteil: Aus einem erwünschten Antioxidans wird ein nicht erwünschtes freies Radikal. Die antioxidative Aktivität von Beta-Carotin schlägt also um in oxidativen Stress. Das gilt nicht mehr beim Ex-Raucher: Dort

99

verhindert Beta-Carotin Lungenkrebs. Und gilt schon gar nicht beim Normalmenschen: Dort verhindert Beta-Carotin Lungenkrebs.

Die finnische Raucherstudie zeigte uns also vor allem, dass sie unethisch angelegt war. Man hat die Probanden einem Risiko ausgesetzt, das vermeidbar gewesen wäre. Denn die Zusammenhänge waren schon lange bekannt durch die Studien von Professor Hermann Esterbauer, ehemals Chef des Instituts für Biochemie der Karl-Franzens-Universität Graz (mehr unter »Vitamin C« im Kapitel »Vitamine: Wir brauchen sie doch!« ab Seite 126).

Was bleibt für uns? Die Natur schenkt uns keine Einzelvitamine, sondern immer eine Gesamtheit. Deshalb heißen Vitamintabletten ja auch Nahrungsergänzungsmittel. Betonung liegt auf Ergänzung. Erst einmal haben wir möglichst vitaminreich zu essen, dann kann man notfalls Einzelstoffe (nach Messung!) ergänzen. Und: »Rauchen fügt Ihnen und den Menschen in Ihrer Umgebung erheblichen Schaden zu.« Steht auf jeder Packung.

Nun gab es ja noch die zweite Studie in China. Hier wurde 30 000 Teilnehmern 5,3 Jahre lang Beta-Carotin (plus Vitamin E, plus Selen) verabreicht. Ergebnis: Insgesamt 13 Prozent *weniger* Krebs, dabei 45 Prozent *weniger* Lungenkrebs und eine ausdrücklich besonders starke Wirkung gegen Lungenkrebs der hierbei 30 Prozent Raucher. *Weniger* Krebs! Eindeutig. Doch diese Studie wurde und wird nicht berücksichtigt, obwohl die Publikation der finnischen Raucherstudie ausdrücklich darauf Bezug nimmt. Dabei ignoriert nicht nur der *Spiegel* die Ergebnisse aus China, sondern auch offizielle Stellen. Zum Beispiel:

- Der Wissenschaftliche Lebensmittelausschuss (SCF) der Europäischen Union hat zum Beispiel im Jahr 2000 den ADI-Wert (Acceptable Daily Intake) für verschiedene Beta-Carotine von fünf Milligramm pro Kilo Körpergewicht zurückgezogen. Unter Berufung auf die Raucher-Studie.

- Im Jahr 2005 hat das Bundesinstitut für Risikobewertung (BfR) in einer Stellungnahme eine Höchstmenge von zwei Milligramm Beta-Carotin pro Tagesverzehrsdosis eines Nahrungsergänzungsmittels empfohlen. Wieder unter Berufung auf die Raucherstudie.

- Und im Januar 2006 hat das Bundesinstitut für Arzneimittel und Medizinprodukte (BfArM) angeordnet, dass Arzneimittel in hohen Dosen von Beta-Carotin (mehr als 20 Milligramm pro Tag) nicht mehr von starken Rauchern eingenommen werden dürfen. Für niedriger dosierte betacarotinhaltige Arzneimittel wurde ein Warnhinweis angeordnet. Bezugspunkt waren die Raucherstudie und die CARET-Studie.

Es gelingt also bestimmten Studien, in der Öffentlichkeit und in der Politik zu wirken – andere werden nicht wahrgenommen.

3. Irrtum: In der CARET-Studie starben Raucher an Vitamingaben.

>»›Das Ergebnis war ein Schock‹, erinnert sich Ingrid Mühlhauser, Gesundheitswissenschaftlerin an der Universität Hamburg. ›Man hielt das zunächst für ein Zufallsergebnis, deshalb wiederholte man die Studie in den USA.‹
>Dort wurden 18 314 Raucher und Asbestarbeiter wieder per Zufallsgenerator in zwei Gruppen geteilt: Die eine Hälfte bekam Vitamin A und Beta-Carotin, die andere keine Zusatzvitamine.

101

Diesmal musste die Studie 21 Monate früher als geplant abge-
brochen werden. Der Grund: Bei den Vitaminkonsumenten tra-
ten deutlich mehr Fälle von Lungenkrebs auf, und es kam auch
häufiger zu Todesfällen als in der Vergleichsgruppe. Es wäre
schlicht unverantwortlich gewesen, den Studienteilnehmern
weiter Vitaminpillen zu geben.«

Stimmt nicht!

Das Magazin *Spiegel* nimmt uns mit in das Jahr 1996. In diesem
Jahr gab es wieder zwei Großstudien zum Thema Beta-Carotin und
Krebs.

In der ersten Studie (CARET) wurde 18 300 Rauchern, Ex-Rauchern
und Asbestarbeitern Beta-Carotin (plus Vitamin A) verabreicht.
Vier Jahre lang. Ergebnis: Insgesamt 28 Prozent mehr Lungenkrebs
durch Beta-Carotin.

In der zweiten Studie (Harvard University) bekamen 22 000 Ärzte
sogar zwölf Jahre lang Beta-Carotin. Ergebnis für alle 22 000 Teilnehmer: keine Auswirkung. Beta-Carotin schadet nicht, nützt auch
nicht. Und wenn man genau hinguckt: Bei den elf Prozent Rauchern
unter den Teilnehmern hat Beta-Carotin Lungenkrebs um zehn Prozent vermindert.

Was bleibt von diesen zwei Studien? Im gleichen Jahr 1996 veröffentlicht? Nachzulesen in der *Spiegel*-Titelstory 3/2012. Natürlich
nur eine, die schlimme Nachricht.

Professor Peter Greenwald, Associate Director for Cancer Prevention
am National Cancer Institute (NIH), hat die finnische Raucherstudie
und die CARET-Studie 2003 analysiert und kommentiert. Das Beste,
was man zum Thema lesen kann (publiziert in J Natl Cancer Inst
(2009) 95 (1); E1.doi:10.1093). Der Clou dieses kritischen Artikels ist
in meinen Augen aber eine entlarvende Zahlenangabe:

- **Nur ein Promille:** Es geht, in den Worten von Professor Green-wald, darum, dass das Risiko für Lungenkrebs in diesen beiden Studien
  - angestiegen sei auf etwa sechs Krebsfälle pro 1000 Teilneh-mern durch Beta-Carotin
  - verglichen mit fünf Krebsfällen pro 1000 Teilnehmern in der Kontrollgruppe (hier sind also zufällig und ohne Zusammen-hang mit Beta-Carotin fünf Fälle von Krebs aufgetreten)

Es geht also um sechs Krebsfälle statt fünf pro 1000 Fälle. Das heißt: Es geht um ein Promille. Eigentlich ein bisschen wenig, um daraus einen solchen Aufreger zu machen.

- **Eine Beta-Carotin-Form aus mehr als 270:** In beiden Studien wur-de ausschließlich mit einem Beta-Carotin-Präparat gearbeitet, das fast ausschließlich aus »trans-isomeric« Beta-Carotin be-stand. Mit einer einzigen Form. Dabei sind mehr als 270 verschie-dene Formen von Beta-Carotin bekannt. Wir können also gar nicht genau wissen, ob es zu den gleichen Ergebnissen gekommen wäre, wenn man mit einem anderen Stoff gearbeitet hätte.
- **Zu kurze Laufzeit:** In der Forschung wird diskutiert, ob die Lauf-zeit der Studien (vier bis sechs Jahre) nicht viel zu kurz war, um eine eindeutige Aussage machen zu können.

Und noch etwas: Die Raucherstudie wurde 2004 wiederholt durch eine neue Studie, in der Raucher Beta-Carotin *und* Vitamin C ein-nahmen. (Sie wissen: Ohne Vitamin C verwandelt sich Vitamin A in eine schädliche Substanz. In der Natur taucht Vitamin A immer nur zusammen mit Vitamin C auf.) Ergebnis der Studie: Die übliche Raucher-Lungenkrebsrate wird um bis zu 68 Prozent gesenkt!

4. Irrtum: Vitamin E erzeugt Prostatakrebs.

»Auf diese Weise zeigte sich jüngst auch die Schädlichkeit von Vitamin E. Für den Test wurden 35 500 gesunde Männer ab 55 Jahren aus den USA, Kanada und Puerto Rico in zwei Gruppen geteilt. Das Ergebnis: Die Gruppe, die Vitamin E nahm, hatte ein um 17 Prozent erhöhtes Risiko, an Prostatakrebs zu erkranken. Das Ergebnis der Studie, die im November veröffentlicht wurde: ›Vitamin-E-Pillen erhöhen signifikant das Prostatakrebsrisiko unter gesunden Männern.‹«

Stimmt nicht!

Diese im *Spiegel* zitierte Studie (sie heißt SELECT) wurde durchgeführt mit Tagesdosierungen von 400 I. E., also 268 Milligramm pro Tag. Nach der Rechtsprechung des Bundesverwaltungsgerichts handelt es sich um ein pharmakologisch wirksames Arzneimittel. »Entsprechende Dosierungen sind für angereicherte Lebensmittel und Nahrungsergänzungsmittel in Deutschland nicht zulässig und nicht erhältlich«, erklärt Manfred Scheffler, Präsident des NEM-Verbands von Herstellern von Nahrungsergänzungsmitteln.

Aber das Beste kommt jetzt, und das hat gar nichts mit der hohen Dosierung zu tun. Die SELECT-Studie dauerte 5,5 Jahre, bis Oktober 2008. Und ergab ursprünglich:

- Vitamin E: 13 Prozent mehr Prostatakrebs
- Selen: vier Prozent mehr Prostatakrebs
- Vitamin E plus Selen: fünf Prozent mehr Prostatakrebs

Schauen Sie sich die Zahlen einmal genauer an. Auch wenn sie nur eine Tendenz beschreiben, kann ich mir jedenfalls nicht erklären, weshalb Vitamin E alleine 13 Prozent der Teilnehmer schadet, zusammen mit Selen aber nur fünf Prozent. Da müsste man ja eine Schutzwirkung von Selen annehmen, oder? Nur: Selen alleine schützt gar nicht, sondern verursacht sogar vier Prozent mehr Krebs. Also ist das Ganze nur ein »Rauschen«, beruhend auf Zufallszahlen. »Abgehakt!«, dachte ich damals und wollte die Studie schon vergessen. Doch dann erschien die gleiche SELECT-Studie, ursprünglich veröffentlicht am 7. Januar 2009, erneut. Und zwar ebenfalls in JAMA *(Journal of the American Medical Association),* am 12. Oktober 2011. Zwei Jahre später. Und jetzt sagt die gleiche Studie: Vitamin E macht Prostatakrebs. Wie kann das sein? Ganz einfach: Den Studienteilnehmern wurden ab 23. Oktober 2008 keine Vitamin- oder Selentabletten mehr gegeben. Dennoch hat man die Patienten weiter befragt bis zum 5. Juli 2011. Und fand dann, obwohl kein Vitamin E oder Selen mehr verabreicht wurde, eine weitere Zunahme an Prostatakrebs. Nämlich:

- Vitamin E: 17 Prozent mehr Prostatakrebs
- Selen: neun Prozent mehr Prostatakrebs
- Selen plus Vitamin E: fünf Prozent mehr Prostatakrebs

Wie kann das denn sein? Wenn Vitamin E so gefährlich ist, warum dann nicht Vitamin E plus Selen? Wo Selen allein schon gefährlich sein soll. Verstehen Sie das? Ich auch nicht.
Vor allem dann nicht, wenn ich diese Studie mit einer Studie zum Thema Bauchspeicheldrüsenkrebs vergleiche. Dazu müssen Sie wissen: Krebs der Bauchspeicheldrüse ist wohl der tödlichste. 95 Prozent der Betroffenen überleben die nächsten fünf Jahre nicht. Und das betrifft jährlich 250 000 Menschen weltweit. All diese Menschen haben Lebenspartner, haben Eltern, haben Kinder. Unendliches Leid.

Wie man dieses Leid verhindert, sagt uns die *European Prospective Investigation of Cancer Study,* kurz EPIC (Gut 2012 doi:10.1136). Ein Team der Universität von East Anglia und der Universität von Cambridge in England hatte die Daten von 23 658 EPIC-Teilnehmern ausgewertet. Die Studie ist also wirklich groß genug angelegt. Sie zeigt, dass die Menschen, die täglich die im Teilnehmervergleich höchste Dosis an Selen zu sich nahmen, ihr Risiko für Bauchspeicheldrüsenkrebs halbierten. Und dass das Risiko weiter fiel, nämlich um zwei Drittel, wenn die Ernährung zusätzlich »reich war« an Vitamin C und Vitamin E. Genauer:

- mit Selen: 50 Prozent Schutz vor Bauchspeicheldrüsenkrebs
- plus Vitamin C, Vitamin E: 67 Prozent Schutz vor Bauchspeicheldrüsenkrebs.

Laut dieser Studie löst Selen also keinen Krebs aus, sondern schützt sogar davor. Und mit Vitamin E zusammen noch mehr. Was denn nun? Ich halte mich lieber an die exakte Wissenschaft. An die Biochemie. An die Biopsie: Entnimmt man Proben aus Prostatakrebsgewebe, kann man beweisen, dass eine tägliche Einnahme von Vitamin E (400 I. E.) plus Selen (200 Mikrogramm) nach drei bis sechs Wochen Krebsgene abschaltet, das Gewebe wieder jung macht, gesund macht. Für mich ist nur das nachvollziehbare Naturwissenschaft (J Nat Canc Inst März 2009; 101; 306).
Noch immer nicht überzeugt? Auf meinem Schreibtisch liegen weitere drei Studien:

- Eine ausführliche Studie schon von 1998, die beweist, dass Vitamin E Prostatakrebs verhindert. Zu 32 Prozent. Bewiesen an 29 000 Rauchern (J Natl Cancer Inst. 1998 Mar 18;90(6); 440).

- Und eine weitere Studie, die beweist, dass Vitamin E Prostata-
  krebs verhindert. Zu 71 Prozent. Bewiesen an 30 000 Männern
  (J Natl Cancer Inst 2006 Feb 1598 (4)).
- Eine dritte Studie an 40 000 Ärzten beweist, dass Vitamin E
  zu 56 Prozent Prostatakrebs verhindert (Canc Epidemiol Biom
  Prev 1999; 8).

5. Irrtum: Die Cochrane Collaboration konnte zeigen, dass die Einnahme der Vitamine A, Beta-Carotin und Vitamin E die Sterblichkeit
erhöht.

> *»Im Jahr 2008 veröffentlichten Forscher der Cochrane-Collabo-*
> *ration, einer internationalen Vereinigung unabhängiger Medi-*
> *zinwissenschaftler, ein Gutachten, für das sie 67 RCT-Studien*
> *zu Vitaminen auswerteten, an denen insgesamt 232 550 Men-*
> *schen teilgenommen hatten.*
> *Das für die Vitaminindustrie niederschmetternde Ergebnis: In*
> *den nach Ansicht der Experten qualitativ besten Studien er-*
> *höhte die Zufuhr von Vitaminsupplementen die Sterblichkeit*
> *signifikant, und zwar bei Vitamin A, bei Betacarotinen und bei*
> *Vitamin E. Bei Vitamin C und Selen zeigte sich kein Effekt.«*

Stimmt nicht!

Die Einnahme von Antioxidantien gefährde die Gesundheit, so
etwas Erstaunliches schreiben die Medien gerne. Und eine
Metaanalyse der Cochrane Collaboration lieferte endlich Stoff
dazu. Und das ist eine etwas längere Geschichte.
Sie beginnt im Jahr 2007: Ein Forscherteam um Goran Bjelakovic
und Christian Gluud veröffentlicht eine Metastudie mit dem Titel
Mortality in randomized trials of antioxidant supplements for

primary and secondary prevention in JAMA 2007, 297 (8). Grundlage waren zunächst 815 Studien, die aus Zehntausenden von Studien ausgewählt wurden.

Diese 815 Studien teilten die Forscher dann in »methodisch gute« und »methodisch weniger gute« Studien auf, wobei die Kriterien für die Zuteilung von den Autoren selbst stammen, also wahrscheinlich ziemlich willkürlich und deshalb selbst »methodisch weniger gut« sind. Jedenfalls blieben bei der Auswahl 68 Studien übrig. Davon befassen sich 21 mit Primärprävention (Gesunde nehmen Vitamine, um gesund zu bleiben) und 47 mit Sekundärprävention (Kranke nehmen Vitamine im Rahmen ihrer Therapie).

Nun bezogen die Autoren die ATBC-Studie und die CARET-Studie unter der Kategorie »Primärpräventionsstudie« ein, obwohl hier mit starken Langzeitrauchern gearbeitet wurde und mit Asbestarbeitern. Auch das ist »methodisch weniger gut«.

Außerdem untersuchten sie mithilfe der 68 Studien die Mortalitätsrate, obwohl sich die meisten Studien überhaupt nicht mit dieser Fragestellung befassen (nur 21). Etliche Studien arbeiten zudem mit sehr geringen Fallzahlen (15 bis 25 Patienten) und verraten bei einem Todesfall nicht, woran der Teilnehmer verstorben ist. Vielleicht ein Autounfall? In manchen Studien wurden Vitamine auch nur einen Tag lang gegeben. Auch das alles: »methodisch weniger gut«.

Jedenfalls: Die Forscher eliminierten dann noch einmal 21 von 68 Studien und fanden schließlich ein erhöhtes Sterblichkeitsrisiko für Vitamin A (16 Prozent), Beta-Carotin (sieben Prozent), Vitamin E (vier Prozent), Vitamin C (sechs Prozent), während Selen das Sterblichkeitsrisiko verringerte (zehn Prozent).

Fazit: Die Studienergebnisse sind dermaßen wenig aussagekräftig, dass diese Metaanalyse in der Fachpresse weitgehend höflich ignoriert wurde. Nicht aber in der Publikumspresse. Und die freute sich, als die Geschichte dann weiterging.

Und zwar 2008: In diesem Jahr erschien eine weitere Metaanalyse der gleichen Autoren (*Cochrane Database Syst Rev.* 2008 Apr 16; (2): CD007176), die mit der ersten Publikation weitgehend übereinstimmte. Diese neue Studie ist diejenige, auf die sich der *Spiegel* beruft. Dieses Mal wurden rund 232 000 Patienten aus 67 Studien eingeschlossen, die Beta-Carotin, Vitamin A, Vitamin C, Vitamin E und Selen einnahmen, als Einzelstoff oder miteinander kombiniert.

Die gegebenen Vitamindosen schwankten zwischen täglich 1, 2 und 50 Milligramm für Beta-Carotin, 1333 und 200 000 I. E. für Vitamin A, 60 und 2000 Milligramm für Vitamin C, 10 und 5000 I. E. für Vitamin E sowie 20 und 200 Mikrogramm für Selen. Die Untersuchungszeit schwankte zwischen 28 Tagen und 14,1 Jahren. Obwohl es sich hier offensichtlich um beachtliche Schwankungen handelt, warfen die Autoren alles in einen Topf.

Und wieder wurden zunächst 90 Prozent der ursprünglich ausgewählten Studien relativ willkürlich aussortiert. Methodischer Mangel hier: Es wurde »unverblindet« ausgeschlossen, das heißt mit dem Blick auf die Ergebnisse. Sauberer wäre es, Studien ohne Vorabblick auf die Ergebnisse auszuwählen.

Erneut wurden Studien im Hinblick auf das Thema Mortalität bewertet, die diese Fragestellung gar nicht untersucht hatten. Außerdem schauten sich die Forscher nur die Fachliteratur an, nicht die Originaldaten. Gute Metaanalysen geben sich mehr Mühe.

Die genauen Ergebnisse der Studie erwähnt der *Spiegel* überhaupt nicht – ist Ihnen das aufgefallen? Mich wundert das nicht. Denn die für Vitamin A errechnete größte Risikoerhöhung liegt gerade einmal bei sechs Prozent, für die Gesamtgruppe der Antioxidantien bei zwei bis vier Prozent. Nur!

Die wichtigsten Argumente im Überblick

Die Metaanalysen machen folgende Fehler:

- Die Laufzeit aller eingeschlossenen Studien variierte zwischen wenigen Tagen und mehr als 14 Jahren. Das ist unglaublich.
- Die Behandlungsdauer mit Vitaminen variierte zwischen einem Tag und zwölf Jahren. Das ist Verhöhnung.
- Die höchsten Dosierungen waren bis zu 500 Mal größer als die geringste Dosierung. Was soll das?
- Studien mit gesunden und mit schwerstkranken Menschen (Kolonkarzinom, Haemodialyse usw.) wurden gleich behandelt. Das darf man einfach nicht.
- In vielen Studien wird die Todesursache nicht definiert. Das heißt: jeder Autounfall wird den Vitaminen zugerechnet. Das ist unsauber.

Die Metaanalysen kehren positive Ergebnisse unter den Teppich:

- Selen verlängert das Leben (um zehn Prozent). Lese ich das irgendwo?
- Vitamin C schadet nicht, nützt auch nichts. Kein Wunder, wenn niedrig dosiert wird. Wo finde ich Konkretes?
- Nur drei von fünf getesteten Substanzen erhöhen die Sterblichkeit, zum Beispiel um vier Prozent (Vitamin E). Das ist ein Risikozuwachs im Promillebereich. Wo steht das?

Und das als Ergebnis einer Metaanalyse. In der Fachwelt geht man davon aus, dass Risikoerhöhungen, die aus publizierten Daten abgeleitet werden, erst ab 50 Prozent überhaupt aussagekräftig werden.

6. Irrtum: Vitamin D ruft Knochenbrüche hervor.

> *»In einer Studie bei 2256 Frauen über 70 Jahren, die in der Medizinzeitschrift ›Jama‹ veröffentlicht wurde, erlitten die Teilnehmerinnen, die hochdosiertes Vitamin D bekommen hatten, häufiger Knochenbrüche nach einem Sturz als die Placebo-Gruppe.«*

Stimmt nicht!

Zu dieser Studie (JAMA 2010 May 12; 303(18): 1815–22) muss man nur eins wissen: Es wurde die Dosis von 500 000 I. E. (!) Vitamin D₃ (Cholecalciferol) einmal jährlich oral verabreicht. Das ist aus medizinischer Sicht ein völliger Unsinn. Entsprechend hagelte es nach der Publikation in der Fachliteratur Kritik. Hier frage ich mich wieder, warum der Autor sich eine Studie herausfischt, die Vitamin D kritisch beurteilt, die zahllosen anderen Arbeiten zu diesem Thema, die zu einem positiven Ergebnis kommen, aber unter den Teppich kehrt?

Ausklang

Das letzte Wort zu diesem Thema überlasse ich Goethes »Tasso«. Er sprach ja nicht von der Presse, aber irgendwie passt es doch:

> »Ich weiß nicht wie es ist, konnt' ich nur selten
> Mit ihr ganz offen seyn, und wenn sie auch
> Die Absicht hat, den Freunden wohlzuthun,
> So fühlt man Absicht und man ist verstimmt.«

Das Geschäft
mit der Hoffnung

HOFFNUNG UND HORROR – ZWISCHEN diesen beiden Polen bewegen sich die Emotionen, wenn es um die Einnahme von Vitaminpräparaten geht. Sobald das Wort »Vitamin« nur fällt, stehen Öffentlichkeit und Politik auf dem Kopf. Warum eigentlich?

Heftige Gefühle begleiten die medizinische Forschung seit ihren Anfängen. Nehmen wir ein historisches Beispiel: Das Physiologische Institut der Universität Leipzig wurde im Jahr 1869 fertiggestellt. Also in einer Zeit, in der gerade das Eisenbahnnetz ausgebaut und mit den ersten Glühlampen experimentiert wurde.

Das Leipziger Institut beherbergte neben Professor Carl Ludwig und seinen Mitarbeitern auch Fische, Frösche, Kaninchen, Hunde und manchmal auch Pferde. Es stand hinter Eisengittern, und kein Leipziger wusste genau, was hinter dieser geheimnisvollen Einfriedung eigentlich geschah. Der Wissenschaftshistoriker Philipp Felsch beschreibt die Wirkung so: »Da der Zugang zu Laboratorien nach wie vor einem kleinen Kreis von Professionellen in weißen Kitteln vorbehalten blieb, die ihren schwer nachvollziehbaren Geschäften nachgingen, operierte die öffentliche Wahrnehmung der neuen Forschungsstätten notgedrungen tief im Imaginären.« Man gruselte sich also. Und man hoffte.

Natürlich galt das auch für die Journalisten dieser Zeit. So beschrieb Heinrich Ploss 1870 in der illustrierten Familienzeitschrift *Daheim* staunend, wie die »Hand des Meisters (…) mit einem Griffe im Nu das complicierte Räderwerk in Bewegung« setzen konnte«.

Er war fasziniert. Auf den Reiseschriftsteller Ernst von Weber aber wirkte die gleiche Anstalt grauenvoll: Er verfasste 1878 nach seinem Besuch des Laboratoriums ein Pamphlet mit der Überschrift »Die Folterkammern der Wissenschaft«. Darin beschrieb er beängstigende Apparaturen, Blutflecken an den Wänden und modrige Verliese.

Technikangst versus neue Erkenntnisse

Schon vor beinahe 150 Jahren also: große Fortschrittseuphorie und heftige Technikangst. Genau wie heute. Wie kommt das?
Wir können uns die Stimmung, die in Deutschland zur Zeit der Industrialisierung herrschte, heute kaum noch vorstellen. Eisenbahnen, Elektrizität, Fabriken, Laboratorien prallten gewissermaßen ungebremst auf das Zeitalter der Romantik mit ihrem Hang zur Naturidylle, zur Weltflucht, zur Träumerei. Vereinfacht gesagt, standen sich zwei Parteien gegenüber:

Romantiker: Diese wollten zurück in eine heile Welt, sie suchten die »ursprüngliche« Natur. Die vielen alternativmedizinischen Richtungen aus dieser Zeit arbeiteten sehr unterschiedlich, waren sich jedoch in einem Punkt einig: »Schulmedizin« oder »Apparatemedizin« lehnten sie ab. Sie empfanden es als unmenschlich, Krankheiten nicht mehr am Patienten selbst zu erforschen, sondern im Labor. Sie wollten weniger messen und mehr »spüren«.

Fortschritts-Optimisten: Jene setzten auf den Fortschritt, auf den Verstand, waren grenzenlos optimistisch. Damals gab es neben der großen »Lebensreform«-Bewegung mit ihren oft ziemlich versponnenen Theorien auch eine Strömung, die von absoluter Technikbegeisterung beseelt war. Die Hoffnungen dieser frühen Technikfans waren allerdings nicht weniger versponnen: So fantasierte man davon, in Zukunft in Häusern zu wohnen, die im Himmel hängen, man wollte mit Schwimmschuhen über das Wasser laufen oder sich ausschließlich von Pillen (!) ernähren.

Wissenschaftler, Ärzte, Ingenieure erzielten jedenfalls ungeheure Fortschritte, während gleichzeitig Wandervögel, Naturkostanhänger, Besucher von Licht- und Luftbädern und Anhänger reformerischer Obstbau-Genossenschaften singend und in »Reformkleider« gewandet durch die Lande zogen.

In diesem Spannungsfeld elektrisierte das neue Wort *Vitamine* alle und jeden. Denn, so erklärt es der Braunschweiger Wissenschaftshistoriker Heiko Stoff, »es konnte die gesunde Lebensführung der Lebensreformer ebenso meinen wie die chemisch-analytische Substanz der Chemiker, das Therapeutikum der Mediziner und das Präparat der Pharmaindustrie.«

Forscher und Laien, Gesunde und Kranke, alle fürchteten die schrecklichen Auswirkungen des Vitaminmangels und setzten riesige Hoffnungen in das Potenzial der Stoffe, die zu Beginn der Forschung schlicht und ergreifend unsichtbar blieben. Unbekannt. Bis in die 1930er-Jahre hinein wusste man zwar, was Vitamine auslösen können, man wusste aber nicht, was Vitamine sind. So »befanden sich Eigenschaften auf der Suche nach der Substanz, deren Eigenschaften sie waren«, bringt es Heiko Stoff auf den Punkt.

Interessant ist, dass nach der ersten Vitaminbegeisterung schon in den 1930er- und 1940er-Jahren ein Streit über natürliche und künstliche Stoffe entbrannte. Konnten synthetisch hergestellte Vitamine überhaupt so wirksam sein wie die in einem frischen Apfel? Die Frage ließ sich nicht beantworten. Und so fuhr die Ernährungspolitik zur Zeit des Nationalsozialismus auf zwei Gleisen: Sie hielt

einerseits an den Naturvorstellungen der Reformbewegung fest,
unterstützte andererseits aber auch die Fortschritte der chemischen
und pharmazeutischen Industrie.

In der Nachkriegszeit verschärfte sich dann die Diskussion um
natürliche oder künstliche Vital- oder Fremdstoffe, bis sie ab
den 1950er- und 1960er-Jahren in eine Debatte über Risiken und
(Un-)Bedenklichkeiten umschlug.

Erst überzogene Hoffnungen, dann angespannte Risikodiskussionen.
Laut Heiko Stoff spielen die Vitamine seit jeher eine merkwürdige
Doppelrolle: Sie sind Opfer und Widerstandskämpfer zugleich.

> »Wirkstoffe waren durch ihren Mangel Teil
> des Problems, aber qua ihrer Leistung auch
> die Lösung für den krisenhaften Körper, wenn
> nicht für die Krise der Moderne überhaupt.«
>
> *Dr. Heiko Stoff, Wissenschaftshistoriker*

Möhre oder Pille?

Schauen Sie sich um: Bis heute hat sich daran nicht viel geändert.
Bis heute debattieren die Medien vor allem über die Risiken synthetisch hergestellter Vitamine. Nach wie vor zählen für die einen »Fas-
zination Technik«, messbare Fakten, die Ergebnisse der Naturwissenschaft. Gleichzeitig wünschen sich die anderen ein »Zurück zur
Natur«, hängen sogar an magischen oder mystischen Weltbildern.
Ob jemand eher dieses oder eher jenes Weltbild vertritt, zeigt sich
nicht zuletzt daran, wie er sich ernährt.

Das hatte 2010 eine Studie des Marktforschungsinstituts »Rheingold« in Köln treffend auf den Punkt gebracht: »Zwischen Vernunft

Sind »künstliche« Vitamine schlechter als »natürliche«?

Immer wieder werde ich gefragt, ob »künstliche« Vitamine nicht schlechter oder minderwertiger seien als »natürliche« Vitamine. Antwort: Nein. Denn Vitamine sind nichts anderes als Moleküle. In den Jahren des großen Wettlaufs um Moleküle ging es um nichts anderes, als diese Moleküle erstens zu isolieren und zweitens zu synthetisieren. Praktisch für jeden neu entdeckten Zauberstoff gab es einen Nobelpreis.

Dabei kamen sogar manchmal Molekülstrukturen ans Licht, die sich in ihrer »künstlichen« Form als stabiler und von unserem Körper zuverlässiger resorbierbar erwiesen als die natürliche Form. Für Folsäure trifft das zum Beispiel zu. Folsäure gibt es in dieser Form gar nicht in der Natur. Nur Folate, die extrem schnell zerfallen.

Unseren Körperzellen ist es egal, ob ein Molekül aus einem Apfel kommt oder aus der Retorte. Sie nehmen, was sie bekommen.

Warum also dieser Wind um die »Natürlichkeit«? Ich vermute, das hat wieder etwas mit unserer Geistesgeschichte zu tun. Eine »echte« Perle ist kostbarer als eine Zuchtperle. Ein ausgegrabener Edelstein ist edler als ein Kristall aus dem Chemiekasten. Das Echte ist uns so wichtig. Im Fall der Vitamine trifft das leider nicht den Kern der Sache. Molekül ist Molekül. Was aber stimmt: In einem Apfel stecken eben nicht nur Vitamin-C-Moleküle, sondern weitere Vitamine, Bioflavonoide und zahlreiche andere Stoffe. Diese Mischung ist natürlich wertvoller als Vitamin-C-Pulver. Trotzdem reicht der berühmte Apfel am Tag zur Bedarfsdeckung nicht mehr aus. Bei Vitaminmangel helfen nur gezielt eingenommene, *ergänzende* Vitamine. Und das Ergebnis der Einnahme ist dann messbar.

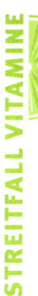

und Versuchung. Ernährungstrends und -typen in Deutschland.«
Die Studie wurde von *Gruner + Jahr Media Sales,* von den Zeitschriften *Brigitte* und *essen & trinken* und vom Fachblatt *Lebensmittel Zeitung* in Auftrag gegeben.

Vier Ernährungsdimensionen

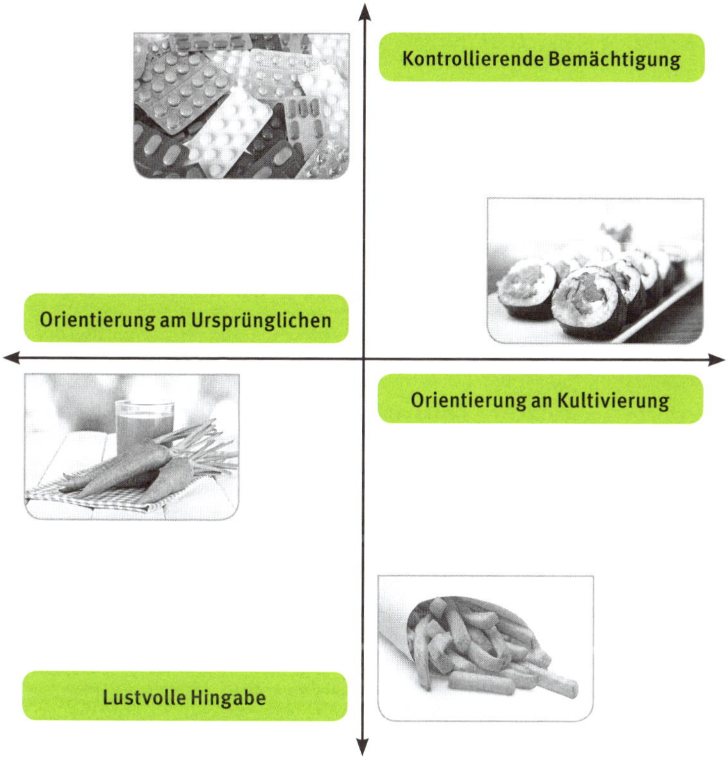

Kontrollierende Bemächtigung

Orientierung am Ursprünglichen

Orientierung an Kultivierung

Lustvolle Hingabe

Ergebnis: In Deutschland gibt es eine Vielzahl von Ernährungstypen, die sich auf einem Achsenkreuz eintragen lassen. Oben stehen diejenigen, die genau wissen wollen, was in den Zellen passiert, was die Ergebnisse von Vitaminstudien sagen, was Sport bringt und welche positiven Effekte von positiven Gedanken ausgehen.

Einen der hier angesiedelten Typen haben die Marktforscher **»Maschine«** genannt. Dieser Typ könnte Folgendes sagen:

> »Wenn ich mir etwas wünschen könnte, dann wäre es zu essen, wie wenn man ein Auto auftankt: Einfach an die Zapfsäule, schnell nachtanken und weiterfahren.«

Links stehen die Verbraucher, die das Ursprüngliche wollen. Das muss nicht unbedingt Bio sein, darf aber gerne direkt aus dem Hofladen kommen, vom Wochenmarkt oder aus dem eigenen Garten. »Naturisten« nennt die Studie diesen Ernährungstyp und zitiert ihn so:

> »Wir wurden empfangen, als würden wir zur Familie gehören ... alles auf der Karte war frisch ... mein Fisch war genial, der schmeckte gar nicht fischig ... Und wir saßen im Garten mit Blick auf den Fluss. Das war perfekt, das war richtig natürliches Essen, direkt vom Erzeuger auf den Tisch.«

Alle weiteren Ernährungstypen habe ich ausführlich in meinem Buch »Das neue Anti-Krebs-Programm« vorgestellt.

Ein lukrativer Markt

Beim Thema Vitamine geht es aber nicht nur um Linien der deutschen Historie. Es geht auch um viel Geld. Nahrungsergänzungsmittel haben sich zu einem lukrativen Markt entwickelt.

- Laut der Nationalen Verzehrsstudie (NVZI aus dem Jahr 2008 nimmt mehr als ein Viertel der Deutschen (27,6 Prozent) regelmäßig Supplemente ein.
- 85 Prozent der Bevölkerung beurteilen ihren Ernährungsstil als defizitär – laut Nestlé-Ernährungsstudie aus dem Jahr 2009.
- Und einer Studie des Marktforschungsinstituts I MS Health zufolge gaben die Deutschen im Jahr 2010 ganze 907 Millionen Euro für Nahrungsergänzungsmittel aus.

Aus einer Auswertung von Daten des GfK Medic Scope® Verbraucherpanels gehen weitere Zahlen hervor: Aus einer Auswertung von Daten des GfK Medic Scope® Verbraucherpanels hervor: Im Jahr 2009 wurden 20 000 repräsentativ ausgewählte Personen zu ihrem Einkaufsverhalten in den vergangenen zwölf Monaten befragt. Nach Hochrechnungen der GfK umfasst die Gruppe der Nahrungsergänzungsmittel-Käufer rund 27,5 Millionen Personen.

Von den 20 000 Teilnehmern der Studie kauften:
- 23 Prozent der Teilnehmer mindestens eine Packung Nahrungsergänzungsmittel
- 45 Prozent der Personen kauften diese ausschließlich in der Apotheke
- 38 Prozent im Massenmarkt und
- 17 Prozent an beiden Einkaufsorten

Am häufigsten wurden gekauft:
- 26 Prozent Magnesium
- 17 Prozent Vitamin- und Mineralstoff-Kombinationen
- 11 Prozent Kalzium
- 8 Prozent Vitamin-C-Präparate

Hoffen auf Schutz und Heilung

Keine Frage: Auf diesem Markt wird Geld verdient. Was diese Zahlen jedoch nicht beantworten: Warum eigentlich nehmen immer mehr Menschen Nahrungsergänzungsmittel ein? Wie sehen die inneren Antreiber aus?

Dazu hat das Institut Katalyse nach intensiver Marktforschung im Auftrag des Bundesinstituts für Risikobewertung (BfR) eine Grafik entwickelt:

Verwendungsmotivation von Nahrungsergänzungsmitteln

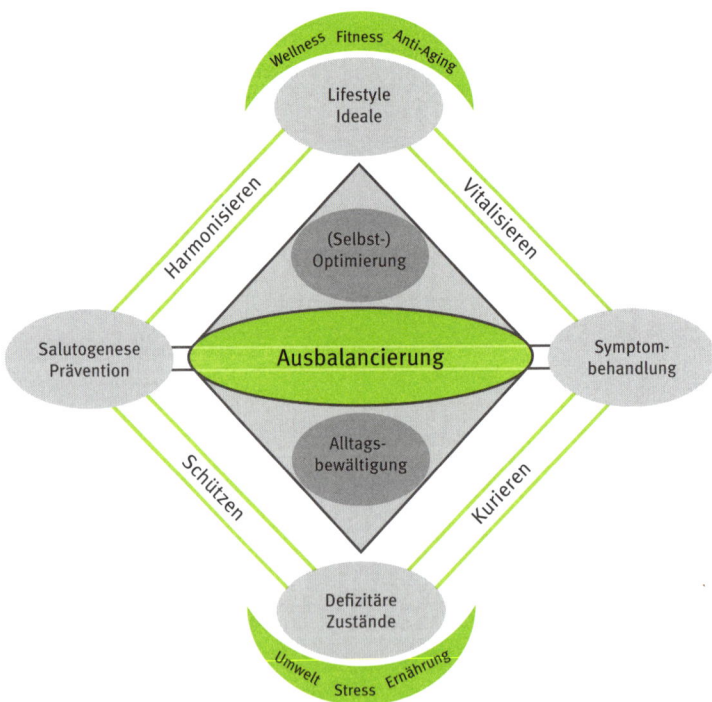

Die Forscher sehen zwei starke Motive, die sich gegenüberstehen.

Harmonie und Vitalität: Auf der einen Seite geht es darum, den eigenen Körper *zu optimieren.* Die eigene Gesundheit, das Wohlbefinden, die Vitalität. Ich sage: Das ist die Seite der Hoffnung. Frohmedizin.

Schutz und Heilung: Auf der anderen Seite wollen die Menschen mit Nahrungsergänzungsmitteln diverse *Mängel ausgleichen:* Zu wenig Zeit (zum Beispiel zum Kochen oder zum Essen, vor allem von frischem Obst), zu wenig Vitamine, zu wenig Abwehrkräfte, zu wenig Vitalität und Fitness. Ich sage: Hier wirkt oft die Drohmedizin.

Auf der einen Seite steht der Wunsch nach einem besseren Leben, auf der anderen Seite die Sorge vor einer möglichen Krankheit. Dieses Spannungsfeld setzt uns heute tatsächlich viel mehr unter Strom, als das noch vor 20 Jahren der Fall war. Denn heute stehen nicht mehr nur Unternehmer, sondern auch die meisten Angestellten pausenlos unter Anspannung. Zum Beispiel, weil sie ihre Firma mit intelligenten Kleintelefonen Tag und Nacht und auch am Wochenende quasi in der Hosentasche tragen.

»Die Verwendung von Nahrungsergänzungsmitteln bietet sich angesichts solcher ›Zerreißproben‹ zur Behandlung und Wiederherstellung einer äußerst prekären (Lebens-)Balance an«, heißt es denn auch in der Katalyse-Studie. Wer Nahrungsergänzungsmittel einnimmt, fühlt sich offenbar entlastet, besser balanciert, gestärkt. Das ist interessant: Die gesundheitlichen Effekte, die man im Blut messen kann, werden in den Gesprächen mit den Forschern klar formuliert. Die Verwender von Nahrungsergänzungsmitteln *erleben* den Effekt, den der Mediziner messen kann! Das überzeugt mich.

Vorsicht vor unsicheren Mitteln!

Die Umsätze von Online-Apotheken und Online-Shops für Nahrungsergänzungsmittel nehmen zu. Konsumenten kaufen offenbar gerne dann im Internet Nahrungsergänzungsmittel, wenn ihnen ein Kauf im Geschäft peinlich ist (unter Nahrungsergänzungsmittel fallen auch Schlankheits- und Potenzmittel). Was man im Internet bestellt, weiß ja keiner. Das muss man vor niemandem rechtfertigen. So kann man sich heimlich von seinem Manko befreien – so die Annahme. Doch leider geht diese Rechnung nicht auf.

Die Verbraucherzentrale Nordrhein-Westfalen hat einen Marktcheck zum Thema Internethandel mit Nahrungsergänzungsmitteln durchgeführt. Bei den Pilotstudien im Jahr 2008 zeigte sich: Allein bei den Sportlernahrungsmitteln enthielten 56 Prozent der überprüften Produkte pflanzliche Zutaten, deren Wirkung wissenschaftlich nicht hinreichend gesichert ist, und weitere 17 Prozent enthielten unerlaubte Dopingmittel. Viele Mittel werden als »natürlich« oder »pflanzlich« deklariert. Manchmal steht auch dabei: »Keine Arznei, keine Nebenwirkungen.« »Na, dann kann ja nichts passieren«, denkt der Käufer. Leider stimmt das nicht.

Mit Maß zum Ziel

Ich halte viel von der Tugend des »Maßhaltens« – das ist eine der Kardinaltugenden neben Klugheit, Gerechtigkeit und Mut. Nur wer Vitaminpräparate intelligent, manchmal auch mutig, aber immer in Maßen zu sich nimmt, kann davon profitieren.

Wenn Menschen hoffen, sie könnten durch Nahrungsergänzungsmittel eine heillose Überforderung im Job und im Alltag in den Griff bekommen, dann ist das eine übertriebe Heilserwartung. Eine maßlose Hoffnung, die natürlich in maßlose Enttäuschung umschlagen muss, sobald in den Medien ein Anti-Vitamin-Beitrag auftaucht. Gegen Stress hilft aktiver Abbau von Stress und intelligenter Aufbau der Gesundheit. Gegen Stress hilft aber nicht: Augen zu schließen und Nahrungsergänzungsmittel einzuwerfen.

Da stimme ich sogar dem Anti-Vitamin-Artikel »Vitamin-Tabletten verkürzen das Leben« in *Focus Online* vom 11.10.2011 zu, in dem ein Forscherteam der Ostfinnischen Universität in Kuopio und der Universität von Minnesota in Minneapolis zitiert wird: »Der weiterverbreitete Gebrauch von Nahrungsergänzungsmitteln ist aufgrund der vorliegenden Daten in keiner Weise zu rechtfertigen«, schreiben die Studienautoren. »Wir empfehlen, sie nur aus rein medizinischen Gründen zu nehmen, etwa wenn ein Mangel besteht.«

Dem ist nichts hinzuzufügen. Das ist präzise meine Philosophie. Genauso gehen wir in meiner Praxis vor. Alle meine Patienten erhalten eine Messung ihres Blutspiegels. Genauer: Folsäure, Vitamin B_{12}, Vitamin A, Vitamin E, Vitamin D, Magnesium, Kalzium, Kupfer, Zink, Eisen.

Also genau die Stoffe, die in der vom *Focus* zitierten Studie angegriffen werden. Und nur dann, wenn der Blutspiegel nicht in Ordnung ist, verschreibe ich sie. Das nenne ich molekulare Medizin und Naturwissenschaft.

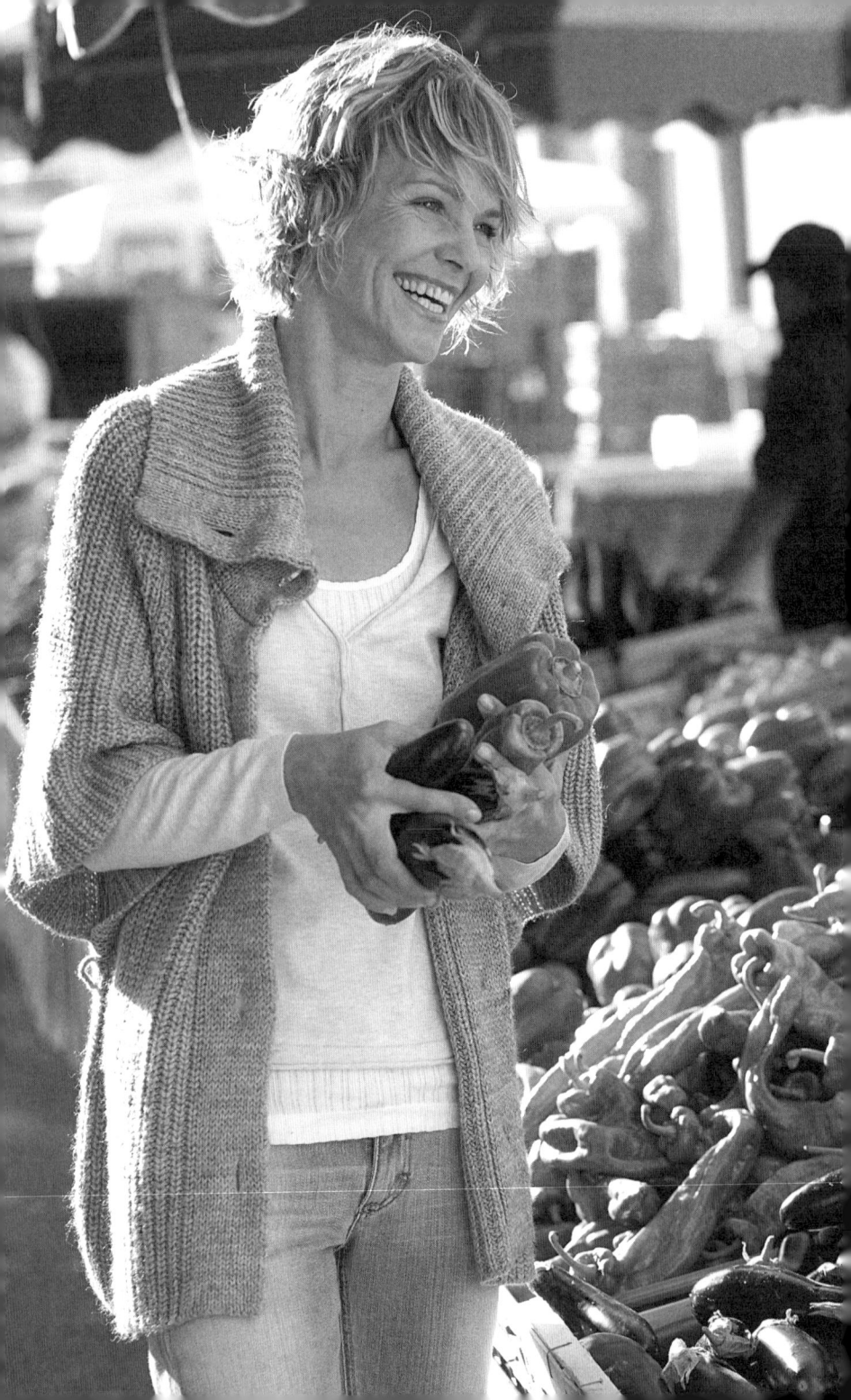

Wir brauchen sie doch!

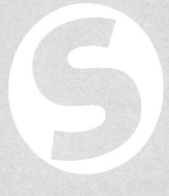

ie wollen sich topfit fühlen? Sie wünschen sich ein starkes Immunsystem und quicklebendige Körperzellen? Und Sie haben überhaupt keine Lust, typische Wohlstandskrankheiten wie Diabetes, Krebs oder Herzprobleme zu bekommen? Dann sind Sie mit Vitaminen gut beraten. Vergessen Sie alle Vorbehalte gegen die essenziellen und erstaunlichen Bausteine Ihres Körpers. Erleben Sie die Kraft der Vitamine – und ein komplett neues Lebensgefühl.

Besser leben mit B-Vitaminen

EIN B-VITAMIN KOMMT SELTEN ALLEIN: Insgesamt gibt es acht verschiedene Wirkstoffe aus der B-Familie. Am bekanntesten sind Thiamin (B_1), Riboflavin (B_2), Pyridoxin (B_6) und Cobalamin (B_{12}). Die anderen vier, Niacin (B_3), Pantothensäure (B_5), Biotin (B_7) und Folsäure (B_9), werden heute zumeist bei ihrem vollen Namen genannt. Das Besondere: Alle B-Vitamine arbeiten eng zusammen.

Von den B-Vitaminen hängt es ab, wie gut Sie sich fühlen. Denn diese sind es, die Ihnen Energie geben, die Ihre Nerven stark machen und die Ihre Zellen in Topform halten. Dabei kommt es auf die ganze Mannschaft an!

Die B-Vitamine arbeiten so eng zusammen, dass Ihr Arzt bei Mangelsymptomen zumeist nicht genau sagen kann, welcher einzelne Stoff der B-Familie Ihnen fehlt. Die Symptome lassen sich oft nicht klar zuordnen. Deshalb ist es sinnvoll, bei einem gemessenen Vitaminmangel nicht einzelne Vitamin-B-Präparate zu nehmen, sondern einen sinnvoll komponierten Komplex. Wichtig: Dabei darf Folsäure nicht fehlen!

Wie eng die B-Vitamine zusammenarbeiten, zeigt die Demenzforschung: Wissenschaftler aus Oxford konnten zeigen, dass zum Beispiel die altersbedingte Degeneration des Gehirns (etwas markanter gesagt: Demenz) um 42 Prozent geringer ausfällt, wenn Studienteilnehmer die berühmten *drei* Vitamine B_9 (Folsäure), B_6 (Pyridoxin) und B_{12} (Cobalamin) eingenommen hatten. Lag der bekannte Risikofaktor Homocystein anfangs über 13 Mikromol pro

Liter, dann haben die Vitamine die bekannte Hirnschrumpfung sogar um 53 Prozent verringert!

Für Sie heißt das: Ab 40 regelmäßig den Homocysteinspiegel kontrollieren und regulieren lassen. Und mit B-Vitaminen besser leben.

Ein Hinweis zu diesem Kapitel

Die nachfolgenden Angaben zum Thema »Normalwerte im Blut« greifen überwiegend auf die Werte aus *Rationelle Diagnostik in der Orthomolekularen Medizin* zurück. Und die Tabellen zum Vitamingehalt in Lebensmitteln beziehen sich zumeist auf Angaben aus dem Klassiker *Burgersteins Handbuch Nährstoffe*. Angaben zu beiden Werken finden Sie in der Literaturliste im Anhang des Buchs.

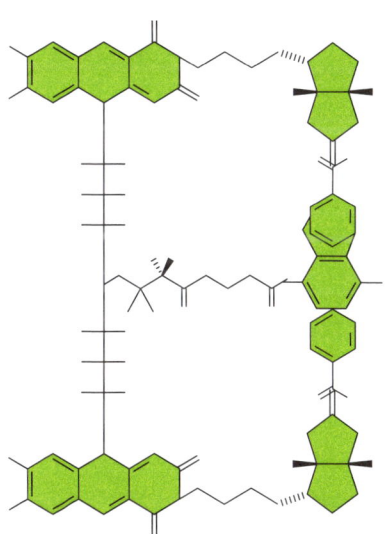

Musterstruktur B-Vitamine

Vitamin B₁: Thiamin

Was Vitamin B₁ kann

Im menschlichen Körper kommt Vitamin B₁ in vier unterschiedlichen Formen vor. Wie alle B-Vitamine ist es in vielen Stoffwechselabläufen aktiv. Vor allem ist Vitamin B₁ bei der Energiegewinnung aus Kohlenstoff und für die Nervenfunktionen von besonderer Bedeutung. Die Synthese der Botenstoffe Acetylcholin (wichtig für ein gutes Gedächtnis) und Serotonin (wichtig für innere Ruhe) funktioniert nur, wenn genug Vitamin B₁ vorhanden ist.

Auf die Hilfe von Vitamin B₁ ist auch das Nervensystem angewiesen, weil Thiamin die Weiterleitung der Nervenimpulse steuert. Im Gehirn findet besonders viel Nervenaktivität statt, daher hält der Körper die vorhandenen Reserven an Vitamin B₁ im Gehirn fest – auch wenn an anderen Stellen im Körper schon Mangel herrscht.

Was heißt das konkret? Wenn Sie einmal sehr tief ins Glas geschaut haben, sinkt Ihr Vitamin-B₁-Spiegel rapide ab. Grund: Wenn Alkohol abgebaut werden muss, verbraucht der Körper sehr viel Vitamin B₁. Weil dieses Vitamin jetzt nicht mehr für die Nervenübertragung zur Verfügung steht, fangen Sie an zu torkeln. Ohne Vitamin B₁ funktioniert auch Ihr Gedächtnis nicht mehr richtig. Deshalb können Sie sich auch nachher an Ihre schlimmsten Abstürze nicht mehr erinnern.

Kohlenhydrate fressen B₁

Der Bedarf an Vitamin B₁ ist abhängig von Ihren Ernährungsgewohnheiten. Da das Vitamin im Stoffwechsel von Kohlenhydraten eine wichtige Rolle spielt, braucht der Körper mehr Vitamin B₁, wenn Sie mehr Kohlenhydrate zu sich nehmen. Bei einer hohen Zufuhr an Proteinen und Fetten wird weniger Vitamin B_1 benötigt – und das steht dann Ihrem Gedächtnis und Ihren Nerven zur Verfügung!

Wie viele andere Vitamine wird auch B_1 im Dünndarm absorbiert. Es gibt einen speziellen Stoff, der sich an das wasserlösliche Vitamin B_1 bindet und es weitertransportiert. Die Aufnahme von Vitamin B_1 kann erhöht werden, wenn ein Inhaltsstoff von Knoblauch (Allicin) im Darm vorhanden ist. Allicin reagiert mit dem wasserlöslichen Vitamin B_1 zu einem fettlöslichen Stoff. Da auch die Zellmembranen zum Großteil aus Fetten bestehen, kann dieses neu gebildete Molekül durch die Darmwand direkt in die Blutbahn gelangen. Also: Knoblauch essen, um den Vitamin-B_1-Spiegel zu erhöhen.

Nervensägen haben oft B_1-Mangel

Obwohl das wasserlösliche Vitamin B_1 in niedrigen Konzentrationen in vielen tierischen und pflanzlichen Nahrungsmitteln vorkommt, ist ein Mangel in den Industrienationen wegen unserer schlechten Ernährungsgewohnheiten häufig. Vitamin B_1 kommt nämlich in einer der äußeren Schichten der Getreidekörner vor, die bei der Herstellung von weißem Mehl abgeschält wird. In Vollkornprodukten ist viel mehr Vitamin B_1 enthalten als in Weißmehlprodukten. Das Gleiche gilt für Reis.

Dagegen zerstören die Gerbstoffe in Kaffee und Schwarztee Vitamin B_1. Wenn Sie also regelmäßig viel Kaffee trinken, steigt das Risiko für Mangelerscheinungen. Auch hoher Alkoholkonsum führt zu einem Vitamin-B_1-Mangel, da er die Magen-Darm-Schleimhaut schädigt. In Folge kann Vitamin B_1 nicht mehr richtig durch die Darmwand in die Blutbahn transportiert werden. Darüber hinaus wird der Stoffwechsel des Vitamins B_1 durch ein Abbauprodukt des Alkohols geschädigt. Die Folgen: Konzentrationsschwäche, Schlafstörungen, Reizbarkeit bis hin zu Aggressivität – also zu Nervensägerei! Erst bei sehr starkem Vitamin-B_1-Mangel kommt es zu der bereits vorgestellten Mangelkrankheit Beriberi, die in den 1920er-Jahren zur Entdeckung des Vitamins geführt hatte. Interessanterweise tritt diese Krankheit heute immer noch auf: bei Alkoholikern.

FOLGENDE SYMPTOME KÖNNEN BEI VITAMIN-B_1-MANGEL AUFTRETEN:

- reduzierte Bewegungsfähigkeit in Armen und Beinen, da das Nervensystem die Nervenimpulse teilweise nicht weiterleiten kann
- Kopfschmerzen, Schlaflosigkeit, Lern- und Gedächtnisstörungen
- Persönlichkeitsveränderung
- eine schwache Muskulatur
- Herzfunktionsstörungen

Wie viel Vitamin B_1 brauchen wir?

Insgesamt ist im Körper nicht viel Vitamin B_1 gespeichert: nur etwa 20 bis 30 Milligramm. Auch hält sich Vitamin B_1 nicht besonders lange, nur etwa zehn bis 20 Tage. Daher muss der Körper kontinuierlich mit Vitamin B_1 versorgt werden.

So viel Vitamin B_1 sollten wir täglich zu uns nehmen

		MÄNNER	FRAUEN
NORMAL-ERNÄHRUNG	DACH (2000)	1,0–1,3 mg	1,0 mg
	US AI (1998)	1,2 mg	1,1 mg
	Dr. Strunz	10–40 mg	10–40 mg
ERNÄHRUNGS-MEDIZINISCHER DOSIERUNGS-BEREICH	Pauling (1986)	50–100 mg	50–100 mg
	Werbach (1990)	10–200 mg	10–200 mg

Normalwerte im Blut

Thiamin: Untergrenze: 15−45 Mikrogramm pro Liter;

Obergrenze: 50−90 Mikrogramm pro Liter.

So viel Vitamin B$_1$ steckt in unseren Lebensmitteln

VITAMIN-B$_1$-REICHE NAHRUNGSMITTEL	MENGE	MILLIGRAMM
Bierhefe	10 g	1,20
Schweinekotelett	100 g	0,85
Schinken	100 g	0,8
Hafermehl	100 g	0,65
Sonnenblumenkerne	30 g	0,6
Weizenkeime	30 g	0,45
Grüne Erbsen	100 g	0,32
Kartoffeln	1 mittelgroße	0,24

Was passiert bei einer Überdosis?

Wegen der Wasserlöslichkeit von Vitamin B$_1$ ist eine Überdosierung gar nicht möglich. Mengen, die der Körper nicht mehr aufnehmen kann, werden einfach ausgeschieden. Deshalb arbeitet man in der Medizin gelegentlich mit hohen Vitamin-B$_1$-Dosen, um die pharmakologische Wirkung des Thiamins zu nutzen: die Schmerzlinderung. Einige Personen reagieren nach Vitamin-B$_1$-Infusionen in sehr hohen Dosen allerdings mit Kopfschmerzen, Schwäche, Lähmungen, allergischen Reaktionen und Herzrhythmusstörungen.

Vitamin B₂: Riboflavin

Was Vitamin B₂ kann

Riboflavin ist einer der wichtigsten Stoffe zum Transport von Wasserstoff und Elektronen. Diese Eigenschaft macht es essenziell für den Citratzyklus, den ständig ablaufenden Stoffwechselweg, mit dem die meisten Lebewesen Energie erzeugen. Der Prozess wird auch als *Atmungskette* bezeichnet. An einer Stelle in dieser Kette taucht eine Reaktion mit FAD (Flavin-Adenin-Dinukleotid) auf, Riboflavin spielt dabei eine wichtige Rolle. Die Herstellung von FAD ist abhängig vom Alter und der Nährstoffversorgung, hormonell wird sie vor allem durch die Schilddrüsenhormone gefördert.

Schutz für Ihre Augen

Freies Riboflavin zählt zu den stärksten Antioxidantien. Das Auge braucht besonderen Schutz vor freien Radikalen. Da ist es nicht verwunderlich, dass sich freies Riboflavin in großen Mengen genau dort konzentriert. Es reagiert hier auch mit dem körpereigenen Radikalfänger Gluthation: Wenn sich dieser Stoff bei der Jagd auf Radikale verausgabt hat, kann Vitamin B₂ ihn wieder einsatzfähig machen. Fehlt das Vitamin, kann sich die Augenlinse eintrüben.

Schöne Haut und gute Laune

Vitamin B$_2$ wirkt eng verwoben mit anderen B-Vitaminen. Daher ist ein expliziter Vitamin-B$_2$-Mangel nur schwer diagnostizierbar. Weil Forscher natürlich trotzdem wissen wollten, was bei einem B$_2$-Mangel passiert, haben sie Freiwillige gebeten, sich einer komplett riboflavinfreien Ernährung zu unterziehen. Erst nach Wochen traten typische Symptome auf: Dazu zählten entzündete Veränderungen der Schleimhäute, gerötete, schuppige und schmerzhaft juckende Hautstellen, schmerzhafte Spalten und Risse an Lippen und Mundwinkeln, Lustlosigkeit, Depressionen und Persönlichkeitsveränderungen sowie Lichtempfindlichkeit, Rötung, vermehrte Tränenbildung und Brennen der Augen.

Hilfe beim Abnehmen

Vielleicht können Sie es gar nicht, weil Ihnen Vitamin B$_2$ fehlt? Das ist durchaus möglich. Denn bei Thiaminmangel funktioniert die Energieproduktion nicht. Und das heißt auch: Ihr Körper schafft es nicht, Fettpolster zu verbrennen. Wenn Sie bei einer Diät auch noch weniger essen, nehmen Sie noch weniger Vitamine zu sich. Außerdem hilft auch Sport nicht so viel wie möglich. Denn fehlt Ihnen dieses wichtige Vitamin, fehlt Ihnen auch die Ausdauer beim Sport. Ohne Energie keine Ausdauer, und ohne Ausdauersport keine Gewichtsreduktion. Stoppen Sie diesen Kreislauf, indem Sie auf eine gesunde, zusätzliche Zufuhr von Vitamin B$_2$ achten.

Besonders Senioren, Frauen und junge Mädchen neigen zu einem Vitamin-B$_2$-Mangel. Häufiger Grund hierfür ist der zu geringe Konsum von Milch und Milchprodukten.

Wie viel Vitamin B₂ brauchen wir?

In vielen Nahrungsmitteln ist Riboflavin enthalten – allerdings verschwindet es recht schnell. Riboflavin ist sehr lichtempfindlich: Licht zerstört 85 Prozent des Wirkstoffs in nur zwei Stunden! Kaufen Sie deshalb keine Milch in hellen Glasflaschen, auch wenn »Bio« draufsteht. Aufgrund seiner Wasserlöslichkeit vermindert sich der Vitamin-B₂-Gehalt der Lebensmittel während des Kochens noch einmal.

So viel Vitamin B₂ sollten wir täglich zu uns nehmen		MÄNNER	FRAUEN
NORMAL-ERNÄHRUNG	DACH (2000)	1,2–1,5 mg	1,2 mg
	US AI (1998)	1,3 mg	1,1 mg
	Dr. Strunz	10–40 mg	10–40 mg
ERNÄHRUNGS-MEDIZINISCHER DOSIERUNGS-BEREICH	Pauling (1986)	50–100 mg	50–100 mg
	Werbach (1990)	10–50 mg	10–50 mg

Normalwerte im Blut

Riboflavin im Blut: 80–200 Mikrogramm pro Liter.

So viel Vitamin B$_2$ steckt in unseren Lebensmitteln

VITAMIN B$_2$ REICHE NAHRUNGSMITTEL	MENGE	MILLIGRAMM
Kalbsleber	50 g	1,10
Champignons	100 g	0,45
Bierhefe	10 g	0,40
Spinat	100 g	0,20
Joghurt	100 g	0,18
Vollmilch	100 ml	0,18
Hühnerei	1 mittelgroßes	0,17
Käse, Cheddar	30 g	0,15
Hackfleisch, Rind	100 g	0,15

Was passiert bei einer Überdosis?

Schädliche Reaktionen durch eine Überdosierung sind nicht bekannt. Zu viel eingenommenes Riboflavin wird über den Urin ausgeschieden – was zu einer extremen Gelbfärbung führen kann, gesundheitlich aber unbedenklich ist.

Vitamin B₃: Niacin

Was Vitamin B₃ kann

Vitamin B₃ ist kein wirkliches Vitamin. Warum? Der Körper kann es bei einem ausreichenden Folsäure-, Vitamin-B₂- und -B₆-Spiegel aus der Aminosäure Tryptophan selbst herstellen. Bei der Entdeckung von Vitamin B₃ fasste man damals alle Verbindungen mit Anti-Pellagra-Wirkung zusammen. Heute ist klar: Aus etwa 60 Milligramm Tryptophan kann der Körper ein Milligramm Niacin herstellen. Nach der Aufnahme von Niacin durch die Nahrung wird es hauptsächlich in der Leber in NAD (Nicotinamid-Adenin-Dinukleotid) und NADP (Nicotinsäureamid-Adenin-Dinukleotid-Phosphat) verwandelt. Deshalb ist Vitamin B₃ so wichtig: NAD ist ein essenzieller Stoff des Citratzyklus, der Stoffwechsel zur Energiegewinnung. Sollten Sie davon schon einmal gehört haben, erinnern Sie sich vielleicht an die halb gebogenen Pfeile, an deren Enden NAD⁺ und NADH/H⁺ steht.

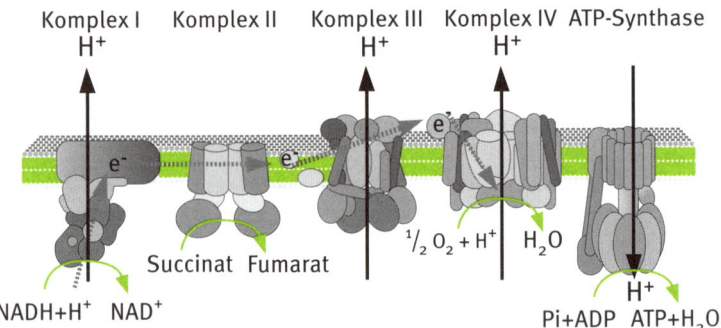

Der Citratzyklus ist ein Kreislauf biochemischer Reaktionen, mit dessen Hilfe der Körper Energie gewinnt. (Nach: http://www.uni-duesseldorf.de/WWW/MathNat/Biologie/ Didaktik/Zellatmung/Bilder/Atmungskettbeschr.jpg)

Das sind die für den Körper so entscheidenden Träger von Energie. Als wichtiger Bestandteil des Energiestoffwechsels ist daher Vitamin B_3 in Geweben mit hoher Stoffwechselaktivität besonders viel vorhanden. Dazu gehören die Leber, das Herz, Muskeln, Nieren, Haut, der Verdauungstrakt, Immunzellen und das Rückenmark. Wenn es um Energie geht, geht ohne Niacin überhaupt gar nichts.

Sorgt für guten Schlaf

Stellen Sie sich vor, Ihr Körper möchte Tryptophan herstellen, bekommt aber zu wenig Vitamin B_3 aus der Nahrung. Dann nimmt er eben alle passenden Vitamine, die er im Körper auftreiben kann, um Tryptophan trotzdem irgendwie zu produzieren. Die Folge: Es fehlt Vitamin B_3 für die Produktion von Serotonin (wichtig für innere Ruhe) und Melatonin (wichtig für guten Schlaf). Daraus folgt wiederum: Schlaflosigkeit, Unruhe, Kopfschmerzen, bei Frauen auch das Prämenstruelle Syndrom (PMS). Was dagegen hilft? Ganz einfach: Abends ein Glas warme Milch mit Honig. In Milch ist Tryptophan enthalten, der Zucker aus dem Honig sorgt für einen schnellen Weg ins Gehirn.

Wirkt entgiftend

In der Leber unterstützt das Vitamin B_3 die Entgiftungsprozesse von Alkohol, Pestiziden, Medikamenten und organischen Schadstoffen. Dabei werden wieder Vitamine verbraucht, die dann aus Tryptophan nachgebaut werden müssen. Und wieder steht Tryptophan nicht für die Produktion von Serotonin und Melatonin zur Verfügung. Kein Wunder, dass Raucher, Alkoholiker und Drogenabhängige häufig unter einer viel zu niedrigen Produktion von Serotonin leiden – also tendenziell nervös, aggressiv und bei mittelmäßiger Laune sind.

Senkt den Blutzucker

Vitamin B_3 ist noch an anderer Stelle aktiv: an der Regulierung des Blutzuckers. Zusammen mit Chrom ist es an der Bildung des Glukosetoleranzfaktors (GTF) beteiligt, der mit Insulin den Blutzuckerspiegel reguliert.

Kann Blutfette senken

Was viele nicht wissen: Vitamin B_3 senkt Studien zufolge Blutfette wirksamer als Medikamente (zum Beispiel Statine). Außerdem haben sie kaum Nebenwirkungen (anders als Statine, die böse Nebenwirkungen nach sich ziehen können: von Nervenentzündungen bis Muskelschädigungen). Wie kommt das? Vitamin B_3 senkt Transportfette um bis zu 50 Prozent und das schlechte Cholesterin LDL um 23 Prozent. Das gute Cholesterin HDL hebt es um 33 Prozent. Weil dieses Ihre Blutbahnen freiputzt, sinkt dadurch das Risiko für einen Herzinfarkt!

Verwöhnen Sie Ihr Immunsystem

Vitamin B_3 (Nikotinsäureamid) produziert über einen komplizierten Mechanismus auch Fresszellen, die Bakterien bekämpfen. Und damit über Leben und Tod entscheiden. Diese Fresszellen heißen »neutrophile Granulozyten«.

Verblüffend ist diese im Jahr 2009 publizierte Erkenntnis des Forschungsteams von Julia Skokowa und Professor Karl Welte, Inhaber der Niedersachsenprofessur für Molekulare Hämatopoese an der Universität Hannover, vor allem für Patienten mit Chemotherapie. Diese haben zu wenige Fresszellen. Und deshalb müssen sie sich einen speziellen Wachstumsfaktor (G-CFS) täglich unter die Haut spritzen, damit sich genügend Stammzellen zu Fresszellen entwickeln. Die Vitaminforschung zeigt: Es geht auch anders! »Wir gehen davon aus, dass es auch im Körper des Menschen möglich ist, den Prozess der Reifung bis zu den Granulozyten mit der Gabe von Vitamin B_3 zu steuern, ohne den Wachstumsfaktor G-CSF dazugeben zu müssen – denn den produziert die Zelle selbst«, erklärt die Forscherin Julia Skokowa. »Bei Gesunden konnten wir nach der Einnahme von Vitamin B_3 in einer bestimmten Dosis am nächsten Tag vermehrt Granulozyten im Blut feststellen. Nachdem sie das Vitamin wieder abgesetzt hatten, normalisierte sich die Granulozytenzahl schnell.«

B_3 wirkt gegen Blasenkrebs

Professor Brinkman vom *Cancer Council Victoria* in Australien, unterstützt von der NIH in den USA, hat die Ernährung von 322 Menschen mit Blasenkrebs untersucht – also genau nachgefragt, wie viel Obst, Gemüse und andere Lebensmittel die Teilnehmer jeden Tag zu sich nahmen. Und hat das dann verglichen mit der Ernährung von 239 Gesunden. Ergebnis: Die Teilnehmer, die am meisten Vitamin E täglich zu sich nahmen (mehr als 193 Milligramm pro Tag), hatten 34 Prozent weniger Blasenkrebs.

Und jetzt kommt Vitamin B_3 ins Spiel: Bei der Untersuchung von Rauchern (die besonders anfällig sind) entdeckte der australische Forscher einen Zusammenhang zwischen Vitamin E, Carotinoiden und Vitamin B_3. Die Menschen mit dem höchsten Konsum an Vitamin E hatten 42 Prozent, die besten Carotinoidesser hatten 38 Prozent und die fleißigsten Vitamin-B_3-Genießer 34 Prozent weniger Blasenkrebs.

Sie sehen also, ganz gleich, was in den populären Medien über »Vitaminlügen« kolportiert wird: Obst und Gemüse zu essen lohnt sich. Bewiesen an einem einfachen Modell: Blasenkrebs.

Bei uns ist ein Vitamin-B_3-Mangel zwar äußerst selten. Bei der Einnahme bestimmter Medikamente oder sehr hohem Alkoholgenuss kann es allerdings zu einer Unterversorgung mit Vitamin B_3 kommen.

Wie viel Vitamin B$_3$ brauchen wir?

Vitamin B$_3$ steckt besonders reichhaltig in tierischem Eiweiß, also in Fleisch und Milchprodukten. Vegetarier und Veganer sind deshalb sehr häufig von Vitamin-B$_3$-Mangel betroffen.

Gute Nachricht für Genießer: Vitamin B$_3$ steckt auch in Erdnüssen und sogar im Kaffee. Eine Tasse enthält ein bis zwei Milligramm Vitamin B$_3$! Eine gute Nachricht für alle Kaffeegenießer. Aber nicht vergessen: Vitamin B$_1$ wiederum verträgt sich nicht mit Kaffee. Also gilt wie immer im Leben: Auf das richtige Maß kommt es an.

So viel Vitamin B$_3$ sollten wir täglich zu uns nehmen

		MÄNNER	FRAUEN
NORMAL-ERNÄHRUNG	DACH (2000)	13–17 mg	13 mg
	US AI (1998)	16 mg	14 mg
	Dr. Strunz	50–200 mg	50–200 mg
ERNÄHRUNGS-MEDIZINISCHER DOSIERUNGS-BEREICH	Pauling (1986)	300–600 mg	300–600 mg
	Werbach (1990)	100–6000 mg	100–6000 mg

Normalwerte im Blut

Der Niacinspiegel wird noch nicht regelmäßig untersucht. Daher fehlen bislang eine etablierte Methode und Angaben über Normalwerte. Ein Mangel wird derzeit über den Quotienten zweier Substanzen im Urin ermittelt.

So viel Vitamin B_3 steckt in unseren Lebensmitteln

VITAMIN-B_3-REICHE NAHRUNGSMITTEL	MENGE	MILLIGRAMM
Kalbsleber	100 g	14
Erdnüsse	100 g	14
Thunfisch	100 g	10,5
Huhn, Brust	100 g	10,5
Heilbutt	100 g	5,9
Champignons	100 g	4,7

Was passiert bei einer Überdosis?

Dosen über 500 Milligramm Nicotinsäure können zur Erweiterung der Blutgefäße führen. Damit verbunden sind Hitzewellen, Kopfschmerzen, Übelkeit, Erbrechen und juckende Hautveränderungen. Die Einnahme hoher Dosen über einen langen Zeitraum kann zu Leberfunktionsstörungen und einem gestörten Kohlenhydratstoffwechsel führen. Bei der Einnahme von Niacinamiden treten diese Nebenwirkungen nicht auf.

Vitamin B5: Pantothensäure

Was Vitamin B5 kann

Der altgriechische Ursprung Pantos – überall – verrät einiges über das Vitamin B5: In der Natur ist es in vielen pflanzlichen und tierischen Lebensmitteln enthalten, und im menschlichen Körper ist es Bestandteil von fast allen Stoffwechselaktivitäten. Die reine Pantothensäure ist relativ instabil, daher geht sie Verbindungen mit Salzen ein oder kommt in Form eines Alkohols vor. Alle diese Verbindungen werden unter dem Namen Vitamin B5 zusammengefasst. In den Nahrungsmitteln ist Vitamin B5 ein Bestandteil des Coenzyms A. Im Darm wird das Coenzym A in einzelne Bestandteile zerlegt, ein Teilstück ist Pantothensäure. Die Säure kann die Darmwand durchwandern, gelangt ins Blut und wird zu den Zellen transportiert, in denen sie gebraucht wird. Dort angekommen werden wieder weitere Bausteine hinzugefügt, und es entsteht erneut das Coenzym A.

Unser Körper würde ohne Coenzym A nicht funktionieren, dieser Stoff ist ein wichtiger Bestandteil des Energiestoffwechsels und an der Verstoffwechselung von Kohlenhydraten, Proteinen und Fetten beteiligt. An über 100 weiteren Reaktionen ist Coenzym A beteiligt, darunter an der Synthese vieler lebenswichtiger Stoffe wie etwa unseren Sexualhormonen. Pantothensäure hilft außerdem bei der Herstellung verschiedener Aminosäuren, Proteinen und Fettsäuren. Der Einbau der synthetisierten Fettzellen in die Zellmembranen geschieht ebenfalls unter der Beteiligung von Vitamin B5.

Was heißt das konkret? Vitamin B₅ macht schöne Haut und schöne Haare! Deshalb ist Dexpanthenol (ein Stoff, den unser Körper in Panthotensäure umwandeln kann) häufig in Wundheilungssalben enthalten, manchmal auch in Sonnencremes. Sie erkennen den Wirkstoff oft schon im Namen des Produktes (Beispiel: Bepanthen).

Mangel kommt selten vor

Panthotensäure kommt in beinahe jedem Lebensmittel vor. Schwere Mangelzustände sind daher sehr selten. Geringe Defizite in der Versorgung sind hingegen weitverbreitet. Gründe können eine einseitige Ernährungsweise sein, hoher Alkoholkonsum, Lebererkrankungen oder ein erhöhter Bedarf durch Dauerstress. Mangelerscheinungen sind nicht leicht zuzuordnen, da das Coenzym A an so vielen Reaktionen beteiligt ist.

FOLGENDE SYMPTOME KÖNNEN BEI VITAMIN-B₅-MANGEL AUFTRETEN:

- Müdigkeit
- Kopfschmerzen
- eine eingeschränkte Immunabwehr
- Blutarmut
- Schleimhautentzündungen

Wie viel Vitamin B₅ brauchen wir?

Genaue Empfehlungen zur Einnahme von Vitamin B₅ gibt es noch nicht. Grund dafür ist das noch fehlende Verständnis der komplexen Zusammenhänge. In einigen Ländern werden Empfehlungen aufgrund von Verzehrserhebungen ausgesprochen, in anderen Ländern wird auf Zufuhrempfehlungen ganz verzichtet.

		MÄNNER	FRAUEN
NORMAL-ERNÄHRUNG	DACH (2000)	6 mg	6 mg
	US AI (1998)	5 mg	5 mg
	Dr. Strunz	50–150 mg	50–150 mg
ERNÄHRUNGS-MEDIZINISCHER DOSIERUNGS-BEREICH	Pauling (1986)	100–200 mg	100–200 mg
	Werbach (1990)	50–1000 mg	50–1000 mg

Normalwerte im Blut

Die Datenlage über Normalwerte von Pantothensäure im Blut ist unzureichend. Als empirische Richtgröße gilt derzeit ca. 1000 Nanogramm pro Liter als normal.

So viel Vitamin B$_5$ steckt in unseren Lebensmitteln

VITAMIN-B$_5$-REICHE NAHRUNGSMITTEL	MENGE	MILLIGRAMM
Kalbsleber	100 g	7,5
Erdnüsse	100 g	2,6
Sojabohnen	100 g	1,9
Naturreis	100 g	1,7
Wassermelone	100 g	1,6
Brokkoli	100 g	1,3
Hühnerei	1 mittelgroßes	0,9

Was passiert bei einer Überdosis?

Nebenwirkungen sind nicht bekannt. Möglich sind allergische Hautreaktionen, die oft aber nicht durch das Vitamin selbst, sondern durch Bestandteile in Salben oder Lösungen hervorgerufen werden können.

Vitamin B6: Pyridoxin

Was Vitamin B6 kann

Vitamin B6 ist im menschlichen Körper als Coenzym an mehr als 100 enzymatischen Prozessen beteiligt. Eine wichtige Funktion übernimmt Vitamin B6 im Aminosäurestoffwechsel. Die Prozesse können aber nur bei einer ausreichenden Versorgung mit Zink und Vitamin B2 ablaufen. Bei einer eiweißreichen (das heißt: reich an Aminosäuren) Ernährung ist eine gute Versorgung mit Vitamin B6 wichtig, nur so können die Aminosäuren verstoffwechselt werden und ihre positiven Wirkungen im Körper erfüllen.

Ein Produkt des Aminosäurestoffwechsels ist die Vernetzung der Kollagenfasern im Bindegewebe. Gut vernetzte Kollagenfasern sind verantwortlich für ein festes, schönes Bindegewebe.

Auch das Nervensystem ist auf die Versorgung mit Vitamin B6 angewiesen. Nervenzellen sind von einer fettreichen Schicht (Myelinscheide) umgeben. Diese Schicht trägt dazu bei, dass Nervenimpulse schnell übertragen werden können. An der Herstellung der genannten Schicht ist wiederum Vitamin B6 beteiligt. Das heißt: Mit genug Vitamin B6 haben Sie Nerven wie Drahtseile!

Bei einer ausreichenden Versorgung mit Vitamin B6 funktioniert nicht nur das Nervensystem, auch die Adern bleiben gesund. Vitamin B6 fördert den Abbau des gefäßschädigenden Stoffes Homocystein. Übrig bleibt Cystein, ein Antioxidans.

Vitamin B6 ist auch bei der Synthese von Botenstoffen (Neurotransmitter), im Fettstoffwechsel, bei der Regulierung des Blutzuckerspiegels, im Tryptophanstoffwechsel und bei der Bildung roter Blutkörperchen beteiligt. Außerdem an der Aufrechterhaltung des Immunsystems – und das geht so: Ihr Körper bekämpft Eindringlinge mit Botenstoffen und Immunzellen aus Eiweiß, doch die Konstruktion dieser Stoffe gelingt nur mit der Hilfe von Vitamin B_6.

Mit Vitamin B_6 gegen den Darmkrebs

Wir haben ja schon gesehen, dass die unzähligen Vitaminstudien, die nicht auf Blutanalysen beruhen, besser im Papierkorb landen sollten. Die können stimmen oder auch nicht. Ein negatives Ergebnis sagt jedenfalls nichts aus.

Glücklicherweise finden wir heute täglich mehr und mehr Studien, in denen Vitamine tatsächlich nachgemessen werden. So zum Beispiel an der US-amerikanischen *Harvard University,* eine der führenden Universitäten auf dieser Welt.

Hier haben Forscher bei knapp 15 000 Menschen den Vitamin-B_6-Spiegel im Blut gemessen. Eine sehr sorgfältig gemachte Studie übrigens, in der ausdrücklich die aktive Form von Vitamin B_6 (pyridoxal 5'-phosphat) gemessen wurde, dazu auch Homocystein, CRP, der Tumornekrosefaktor, und Interleukin. Fazit: Die Harvard-Forscher konnten beweisen, dass ein höherer Vitamin-B_6-Spiegel das Risiko für Dickdarmkrebs um über 50 Prozent verringert! Über die Hälfte weniger Krebsfälle. Mit einer Kapsel täglich. (Canc Epid Biomark Prev 2009; 18(4):1197)

Zum Vergleich: Die Vorsorge-Koloskopie in Deutschland, dankenswerterweise gefördert durch die Burda-Stiftung und deutsche Universitäten, hat eigenen Angaben zufolge *vier* Prozent weniger Darmkrebstote ergeben.

Sie können sich vorstellen, wie wütend mich die permanenten Anti-Vitamin-Kampagnen angesichts derartiger Forschungsergebnisse machen. In Deutschland sterben jährlich 27 000 Menschen an Dickdarmkrebs. Was, wenn dank Vitamin B_6 tatsächlich nur die Hälfte sterben müsste?

Das Studienergebnis ist jedenfalls kein Einzelfall – das zeigt eine Metaanalyse von 13 Studien aus USA, Europa und Asien. Neun Studien haben den Gehalt von B_6 im Essen geschätzt, vier Studien haben den Vitaminspiegel direkt im Blut gemessen. Fasst man das alles zusammen, sinkt das Risiko für Dickdarmkrebs von 0,90 (geringste Menge Vitamin B_6) auf 0,52 (höchste Menge Vitamin B_6). Das Risiko sinkt also um 38 Prozent.

Nimmt man nur die wirklich genauen Studien, in denen B_6 im Blut gemessen wurde, dann sinkt das Risiko um 49 Prozent für jeden Anstieg um 100 Pikomol pro Liter Vitamin B_6 im Blut. 49 Prozent weniger! Das ist für mich ein überwältigendes Ergebnis (publiziert in JAMA 2010 März 17; 303 (11): 1077). Freilich, wissenschaftlich betrachtet ist das nur ein Hinweis. Kein eindeutiger Beweis. Aber wenn's ums Leben geht, genügt mir auch jeder begründete Hinweis. Immer deutlicher wird: Vitamine und Co. schlagen die Anti-Krebs-Produkte der Pharmaindustrie um Längen. Und das macht sie zum Streitfall.

Wir sind den Mangel gewöhnt

Mehr als die Hälfte aller Männer und Frauen in Deutschland leiden unter einem Mangel an Vitamin B_6. Mittelschwere Mangelerscheinungen treten häufig in Kombination mit einer Unterversorgung mit weiteren B-Vitaminen auf. Betroffen sind vor allem Jugendliche, schwangere und stillende Frauen und ältere Menschen. Auch durch hohen Alkoholkonsum, starkes Rauchen, durch die regelmäßige Einnahme von Medikamenten und bei Diabetes kann es zu Vitamin-B_6-Mangel kommen. Weitere Risikofaktoren sind eine sehr proteinreiche Ernährung, zusätzlicher Vitamin-B_2-Mangel und Resorptionsstörungen. Ein sehr schwerer Vitamin-B_6-Mangel kann zu einem kompletten Zusammenbruch des Immunsystems und zu einem Abbau von Muskelmasse führen.

Wie viel Vitamin B₆ brauchen wir?

Wenn wir uns den verbreiteten Mangel anschauen, kann das nur eins heißen: Wir brauchen mehr Vitamin B₆, als wir denken! Leider kommt der Wirkstoff ausgerechnet besonders intensiv in den Lebensmitteln vor, die wir hierzulande nicht gerade üppig konsumieren: Leber, Linsen, Forelle.

In der Gruppe des Vitamins B₆ werden sechs Substanzen mit ähnlichen Eigenschaften wie Pyridoxin zusammengefasst. In der Natur kommen diese Stoffe reichlich vor. Pflanzliche und tierische Substanzen unterscheiden sich in einem wichtigen Punkt: Das Pyridoxin der Pflanzen ist hitzebeständig, das in tierischen Nahrungsmitteln enthaltene Pyridoxal und Pyrodoxamin reagiert empfindlich auf Hitze. Gute Nachricht also für alle Spinatliebhaber, die sich über die über Jahre kolportierten falschen Angaben zum Eisengehalt der grünen Blätter geärgert haben: Es steckt immerhin Vitamin B₆ drin.

So viel Vitamin B$_6$ sollten wir täglich zu uns nehmen

		MÄNNER	FRAUEN
NORMAL-ERNÄHRUNG	DACH (2000)	1,4–1,6 mg	1,2 mg
	US AI (1998)	1,3–1,7 mg	1,3–1,5 mg
	Dr. Strunz	10–40 mg	10–40 mg
ERNÄHRUNGS-MEDIZINISCHER DOSIERUNGS-BEREICH	Pauling (1986)	50–100 mg	50–100 mg
	Werbach (1990)	10–200 mg	10–200 mg

Normalwerte im Blut

Im Vollblut: 11,3–22,5 Picomol pro Liter.

So viel Vitamin B$_6$ steckt in unseren Lebensmitteln

VITAMIN-B$_6$-REICHE NAHRUNGSMITTEL	MENGE	MILLIGRAMM
Kalbsleber	100 g	0,90
Kartoffeln	1 mittelgroße	0,70
Banane	1 mittelgroße	0,60
Linsen	100 g	0,60
Forelle	100 g	0,35
Spinat	100 g	0,20

Was passiert bei einer Überdosis?

Bei der Einnahme normaler Dosen Vitamin B$_6$ sind Nebenwirkungen nicht bekannt. Nur bei sehr hohen Dosen (mehr als 500 Milligramm pro Tag) und einem langen Einnahmezeitraum können neuronale Störungen auftreten. Sie klingen bei Absetzung des Präparates wieder ab.

Vitamin B₇: Biotin

Was Vitamin B₇ kann

Biotin ist an essenziellen Stoffwechselprozessen beteiligt: am Abbau von Aminosäuren, an der Startreaktion zur Neubildung von Fettsäuren, der Herstellung eines Stoffes für den Citratzyklus, dem Stoffwechsel zur Energiebereitstellung, bei der Synthese von DNA-Molekülen. Und es ist ein Schlüsselenzym bei der Herstellung von Glukose aus Nicht-Zuckern.

Für Leistungssportler ist folgender Zusammenhang interessant: Bei einem geringen Biotinspiegel wird weniger Glukose hergestellt, es kommt zu einem Anstieg von Pyruvat und Laktat im Gewebe und einer verminderten Energiebereitstellung.

Biotinmangel ist selten, fast alle Lebensmittel enthalten Biotin in geringen Mengen. Und im Darm gibt es Bakterien, die Biotin bilden. Ein schwerer Biotinmangel kann daher von allein fast nicht entstehen. Um dennoch herauszufinden, was bei einem Vitamin-B₇-Mangel passiert, haben sich Forscher etwas einfallen lassen: Bekannt war, dass rohes Hühnerfleisch einen Stoff enthält, der Biotin bindet – es dem Körper also wegnimmt. Freiwillige verzehrten große Mengen rohes Hühnerfleisch über einen gewissen Zeitraum (amerikanische Fernsehsender würden jetzt in roten Lettern einblenden: »Don't Try This at Home!«). Jedenfalls wurden die bei den Testpersonen auftretenden Symptome untersucht. Und das ergab Rückschlüsse auf typische Mangelerscheinungen.

Bekannt ist heute auch, dass eine längere Einnahme von Antibiotika oder Abführmitteln, außerdem chronischer Alkoholmissbrauch zu einem Biotinmangel führt.

FOLGENDE SYMPTOME KÖNNEN BEI VITAMIN-B₇-MANGEL AUFTRETEN:

- Fettstoffwechselstörungen
- Depressionen
- vermindertes Wachstum und verlangsamte Entwicklung
  bei Kindern
- Haarausfall
- Muskelschmerzen
- Übelkeit und Durchfall

Wie viel Vitamin B₇ brauchen wir?

Die medizinische Forschung hat noch keine aussagekräftigen Untersuchungen hervorgebracht, aus denen ein ganz genauer Bedarf
an Biotin abgeleitet werden könnte. Es liegen also nur Schätzwer-
te vor. Je nach unseren Ernährungsgewohnheiten schwankt die
Zufuhr von Biotin ohnehin stark. Hauptlieferanten sind Milch und
Milchprodukte wie Käse oder Quark, außerdem Brot. Interessant:
Rohe Eier vernichten Biotin, weil sie ein spezielles Anti-Vitamin
enthalten.

So viel Vitamin B₇ sollten wir täglich zu uns nehmen

		MÄNNER	FRAUEN
NORMAL-ERNÄHRUNG	DACH (2000)	30–60 µg	30–60 µg
	US AI (1998)	30 µg	30 µg
	Dr. Strunz	50–150 µg	50–150 µg
ERNÄHRUNGS-MEDIZINISCHER DOSIERUNGS-BEREICH	Pauling (1986)	100–200 µg	100–200 µg
	Werbach (1990)	300–3000 µg	300–3000 µg

Normalwerte im Blut

Freies Biotin: 0,2–1,2 Mikrogramm pro Liter.

Gesamt-Biotin: 1,6–9,6 Mikrogramm pro Liter.

So viel Vitamin B₇ steckt in unseren Lebensmitteln

VITAMIN-B₇-REICHE NAHRUNGSMITTEL	MENGE	MILLIGRAMM
Kalbsleber	100 g	75
Sojabohnen	100 g	60
Bierhefe	30 g	30
Weizenkleie	50 g	22
Haferflocken	100 g	20
Champignons	100 g	16
Hühnerei	1 mittelgroßes	12
Avocado	100 g	10
Vollmilch	100 ml	3,5

Was passiert bei einer Überdosis?

Biotin ist einer der am wenigsten giftigen Nährstoffe, es sind weder Fälle von Überdosierung noch von Nebenwirkungen bekannt, selbst bei regelmäßiger Einnahme von über 60 Milligramm pro Tag.

Vitamin B$_9$: Folsäure

Was Vitamin B$_9$ kann

Folsäure reguliert die Zellteilung, sie ist wichtig für die Gewebe- und Blutbildung, sie verhindert Arteriosklerose durch den Abbau des Risikofaktors Homocystein. Folsäure ist immer dabei, wenn es im Körper um Wachstum geht. Um Leistung. Um Leben. Um »forever young«. Mehr als 95 Prozent der Deutschen haben aber zu wenig Folsäure im Blut.

Folsäuremangel ist der häufigste Vitaminmangel in den Industrienationen. Warum? Unsere Lebensmittel enthalten nicht die von unserem Körper benötigten Mengen. Selbst bei einer ausgewogenen Ernährung und guten Kenntnissen über Lebensmittelinhalte ist der tägliche Bedarf fast nicht zu decken. In den USA und in Kanada ist man aktiv geworden, Grundnahrungsmittel wie Getreide und Cornflakes werden seit 1998 mit Folsäure angereichert. Wissenschaftliche Untersuchungen ergaben eine signifikante Verminderung der schweren Folgen von Folsäuremangel.

Streitfall Folsäure

Schon im ersten Jahr hat man damit knapp 50 000 Amerikanern das Leben gerettet. Den Herzinfarkt verhindert. Ursprünglich wollte man ja etwas anderes. Man wollte bei Neugeborenen angeborene Neuralrohrdefekte verhindern. Also offenes Rückgrat oder Wasserkopf. Erfolg: ein Rückgang von 50 Prozent. Das heißt: 50 Prozent weniger Eltern, die sich zu Tode grämen müssen.

Aber man hat noch mehr erreicht: Auch schwere Herzfehler bei Neugeborenen verschwinden langsam, aber sicher. Also etwas, was man bisher als »gottgegeben« hingenommen hat. Die Folsäure-anreicherung von Mehlprodukten hat über den Zeitraum von 1990 bis 2005 schwere Herzfehler um sechs Prozent jährlich verringert. Berichtet eine neue Studie (BMJ 2009: 338: b1673).

Noch einmal: Da verschwinden plötzlich massive, angeborene Leiden. Bloß weil ein Staat Folsäure ins Mehl mischen lässt. Nicht in Deutschland. Wir haben ja bekanntlich alle genug Vitamine. Bei uns sind zusätzliche Vitamine ja überflüssig, sogar schädlich. Das können Sie täglich (wirklich täglich) in unseren Medien lesen. Die Folge? Wir lassen unsere Kinder leiden.

Zwar wird auch in Deutschland die Vitaminisierung von Grundnahrungsmitteln gefordert. Bislang nur gefordert, umgesetzt wurde das nicht. Warten Sie deshalb nicht, bis andere für Sie aktiv werden. Sorgen Sie selbst für Ihre Gesundheit und die Gesundheit Ihrer Kinder. Versorgen Sie sich ausreichend mit synthetisch hergestellter Folsäure.

Warum Folsäure Babys rettet

Folsäure selbst kann im Körper nicht aktiv wirken, daher wird sie im Körper als Erstes in ihre aktive Form umgewandelt. Der Kontakt mit Vitamin C und Vitamin B_{12} verändert die Folsäure, ein neuer Stoff entsteht (Tetrahydrofolsäure). Dieser Stoff ist an vielen Stoffwechselreaktionen beteiligt. Er überträgt Verbindungen aus einem C-Atom und Wasserstoffatomen von einer Substanz zur nächsten. Das ist ein wichtiger Prozess, der beim Zellwachstum und bei der Bildung neuer DNA sowie im Aminosäurestoffwechsel im Körper ständig abläuft. Alle schnell zerfallenden und sich erneuernden Zellen sind auf eine gute Versorgung mit dem folsäurehaltigen Coenzym angewiesen. Neben den roten Blutkörperchen gehören vor allem Zellen der Darmwand und der Lunge zu dieser Gruppe.

Besonders häufiges und schnelles Zellwachstum findet bei der Entwicklung des Fötus statt. Eine ausreichende Versorgung mit Folsäure ist für Schwangere essenziell! Ein Mangel führt, wie gesagt, zu Neuralrohrdefekten wie offener Rücken und zu Missbildungen im Gehirn. Wirklich knifflig ist dieser Sachverhalt, da die Versorgung mit Folsäure besonders in den ersten Tagen einer Schwangerschaft wichtig ist, das Neuralrohr schließt sich zwischen dem 22. und 28. Tag der Schwangerschaft. Viele Frauen wissen zu diesem Zeitpunkt nicht einmal, dass sie schwanger sind.

Daher sollten Frauen mit einem Kinderwunsch bereits frühzeitig beginnen, Folsäure zusätzlich einzunehmen, insbesondere wenn sie vorher mit der Antibabypille verhütet haben. Der Folsäurespiegel ist bei diesen Frauen besonders niedrig.

Hilft Kindern mit Sprachstörungen

Es gibt dreijährige Kinder mit ausgeprägter Entwicklungsverzögerung. Mit verminderter Sprachkompetenz. Kinder, die sich mit drei Jahren nur mit einem Wort oder mit unverständlichem Gebabbel ausdrücken können. »Schicksal!«, sagen die einen. »Muss nicht sein«, sage ich.

Im Jahr 2012 konnte das eine norwegische Studie an 38 954 Kindern beweisen. Die Studie lief von 1999 bis 2008. Bewiesen wurde, dass Folsäure diese verzögerte mentale Entwicklung des Kindes verringern kann – und zwar um 45 Prozent. Immerhin. Aber nur, wenn die Folsäure im richtigen Zeitraum eingenommen wurde, also vier Wochen vor bis acht Wochen nach der Empfängnis (Jama 2011;306 (14): 1566). Konstruktive Kritik: Wie bei all diesen Studien kommt es selbstverständlich auf die Dosis an. Solange in den meisten Laboren Deutschlands Folsäure von drei Nanogramm pro Milliliter als normal gilt, während in meiner Praxis 20 gefordert werden, verstehen Sie meinen Einwand. 45 Prozent Verbesserung ist nur eine grobe Hausnummer. Bei der richtigen Dosis können es vielleicht 95 Prozent sein.

Macht Blut und Gefäße gesund

Die Fähigkeit des folsäurehaltigen Coenzyms, im Beisein von Vitamin B_{12} ein C-Atom mit seinen anhängenden Wasserstoffatomen an andere Substanzen anzuhängen, erscheint recht unspektakulär, die Auswirkungen sind aber enorm. Homocystein, der so schädliche Stoff für die Blutgefäße, wird so zu einem anderen Stoff: Methionin. Methionin schützt die Zellen. Das Anhängen eines einzigen C-Atoms und dreier Wasserstoffatome führt also zu einer komplett entgegengesetzten Wirkung in den Blutgefäßen! Etwas Ähnliches passiert, wenn Homocystein mit Vitamin B_6 reagiert: Als neuer Stoff entsteht Cystein, es hat ebenfalls zellschützende Wirkung. Das heißt für Sie: Achten Sie auf eine ausreichende Versorgung mit B-Vitaminen – und zwar mit allen! Ein Indiz für einen Folsäuremangel ist eine Synthesestörung roter Blutkörperchen. Statt der roten Blutkörperchen entstehen dann sehr große Vorläuferzellen, die, unvollständig gereift, auch nicht die normale Funktion der roten Blutkörperchen übernehmen können. Diese Mangelerscheinung kann auch bei einem Vitamin-B_{12}-Mangel auftreten, daher ist eine genaue Untersuchung nötig.

Wirksam gegen Demenz

Wenn Folsäuremangel eindeutig Missbildungen im Zentralen Nervensystem von ungeborenen Kindern auslöst, was bewirkt er dann in ihrem Gehirn? Das ist heute bekannt: Wenn Vitamin B_9 fehlt, droht Demenz. Schwachsinn. Das hat die größte Medizinstudie der Welt, die *Framingham-Studie,* gezeigt.

Ich will nicht krank und nicht dement werden. Und ich glaube der Ernährungsindustrie schon lange nicht mehr. Deshalb messe ich in meinem Blut die wirklich wichtigen Werte wie Folsäure. Und berücksichtige das dann auch bei meiner Ernährung. Falls Sie wissen wollen, wie das zu praktizieren ist – dann fragen Sie Ihren Arzt.

Verbessert die Hörfähigkeit

Finden Sie auch, dass Schwerhörigkeit mit zunehmendem Alter normal ist? Die meisten Menschen glauben das. Doch wie fast alles, was Sie über das Altern hören, ist es glatter Unfug. Viel eher stimmt, dass der alternde Mensch sich schlechter ernährt. Dass er weniger Vitamine zu sich nimmt und es deshalb zu Leistungsverlusten an allen Ecken und Enden kommen lässt.

Auch das muss nicht sein: Eine Studie der Universitäten Wageningen und Maastricht zeigte, dass die zusätzliche Einnahme von Folsäure als Nahrungsergänzung altersbedingtem Hörverlust vorbeugt und sogar entgegenwirkt. 728 Frauen und Männer im Alter zwischen fünfzig und siebzig Jahren hatten drei Jahre lang an der Studie teilgenommen. Eine Hälfte der Patienten erhielt täglich 800 Mikrogramm Folsäure, die andere dagegen Placebos. Nach drei Jahren konnten die Placebopatienten tiefe Töne schlechter hören als diejenigen, die Folsäurepräparate genommen hatten. Das heißt offenbar: Langfristig könnte mit Folsäure der Bedarf an Hörgeräten entscheidend reduziert werden. Verstehen Sie das auch so?

Die Natur kennt altern nicht so wie wir Menschen. Das können Sie bei Tieren beobachten. Glauben Sie wirklich, dass ein alter Wolf schlecht hört? Das kann er sich gar nicht leisten! Die Natur möchte auch Sie eigentlich jung halten. Was nur funktioniert, wenn Sie ganz natürlich leben. Und weil das bei unserer weich gekochten, lange gelagerten und weitgehend wertlosen Nahrung überhaupt nicht mehr funktioniert, hilft nur noch eins: intelligent nachhelfen. Mit Folsäure zum Beispiel.

- Neuralrohrdefekte bei Neugeborenen
  (offener Rücken oder Wasserkopf)
- Früh- und Fehlgeburten
- Entwicklungsverzögerungen bei Kindern
- Herzinfarkt
- Demenz
- Schwerhörigkeit
- Reizbarkeit und Unruhe
- Angst und Depressionen
- Blässe und Müdigkeit
- Entzündungen der Lippe, Zunge oder des Zahnfleischs
- Verdauungsprobleme und Durchfall
- Anfälligkeit für Infekte

Wie viel Vitamin B₉ brauchen wir?

Folsäure ist in vielen Nahrungsmitteln enthalten. Die besten
Folsäurelieferanten sind:

GEMÜSE	OBST	GETREIDE
Spinat, Brokkoli	Apfelsine	Roggenvollkornbrot
Rosenkohl, Grünkohl	Banane	Weizenvollkornbrot
Bohnen, Spargel	Mango	Weizenkeime
Endiviensalat, Tomaten		

Ja, da ist Folsäure drin. Es ist aber wenig sinnvoll, den genauen Gehalt an Folsäure dazuzuschreiben. Denn: Folsäure ist sehr instabil. Die Lagerung bei Licht, das Kochen in Wasser und die Hitzeeinwirkung während des Kochens führen zu Verlusten von 30 bis 90 (!) Prozent des ursprünglichen Folsäuregehalts.

Die Folsäuretabellen sind also theoretisch richtig, in der Praxis aber falsch. Denn Sie pflücken die Tomate in den meisten Fällen eben nicht selbst vom Strauch und essen sie – reich an Folsäure – sofort. Ihre gekaufte Tomate aber ist inhaltsarm. Ihre Orange übrigens auch: Wussten Sie, dass nach deutschem Gesetz eine Orange als »frisch« verkauft werden darf, wenn sie »nur« fünf Jahre in Gas gelagert wurde? Das ist der tiefere Grund dafür, dass wir heute zusätzlich auf die Produkte aus der Apotheke angewiesen sind. Mit Geldschneiderei, so wie es die Medien immer wieder herausposaunen, hat das nun wirklich überhaupt nichts zu tun.

Fakt ist: Folsäure aus Vitamintabletten wird zu 95 Prozent vom Körper aufgenommen, aus Lebensmitteln schwankt die Aufnahme zwischen 20 und 50 Prozent. Gehen Sie auf Nummer sicher und holen Sie sich Folsäure aus der Apotheke. In der richtigen Dosierung. Die soll einen Blutspiegel von 20 Nanogramm pro Milliliter und drüber ergeben.

So viel Vitamin B_9 sollten wir täglich zu uns nehmen

		MÄNNER	FRAUEN
NORMAL-ERNÄHRUNG	DACH (2000)	0,4 mg	0,4 mg
	US AI (1998)	0,4 mg	0,4 mg
	Dr. Strunz	0,4–0,8 mg	0,4–0,8 mg
ERNÄHRUNGS-MEDIZINISCHER DOSIERUNGS-BEREICH	Pauling (1986)	0,4–0,8 mg	0,4–0,8 mg
	Werbach (1990)	0,4–2 mg	0,4–2 mg

Normalwerte im Blut

Folat: 2,3–17 Mikrogramm pro Liter. Werte unter 4 Mikrogramm pro Liter deuten bereits auf einen Mangel hin.

So viel Vitamin B₉ steckt theoretisch (!) in unseren Lebensmitteln

VITAMIN-B₉-REICHE NAHRUNGSMITTEL	MENGE	MILLIGRAMM
Weizenkeime	100 g	0,27
Rote Bohnen	100 g	0,25
Weizenkleie	100 g	0,16
Spinat	100 g	0,13
Kalbsleber	100 g	0,10
Brokkoli	100 g	0,10
Hühnerei	1 mittelgroßes	0,10
Sojabohnen	100 g	0,09
Bierhefe	10 g	0,09
Rote Bete	100 g	0,07

Was passiert bei einer Überdosis?

Bei Einnahme von bis zu 15 Milligramm Folsäure täglich sind keine schädlichen Wirkungen bekannt. Bei höheren Einnahmen kann es zu Gemütsveränderungen, Schlaflosigkeit, allergischen Reaktionen und Verdauungsproblemen kommen. Aufpassen sollten Epileptiker, Folsäure kann die Wirkung von Antiepilektika reduzieren. Fragen Sie Ihren Arzt. Oder uns. Wir helfen gerne.

Vitamin B₁₂: Cobalamin

Was Vitamin B₁₂ kann

In die Gruppe der Cobalamine fallen mehr als 50 unterschiedliche Substanzen, aber nur sechs davon entfalten eine aktive Wirkung im menschlichen Körper. Nur diese sechs Verbindungen werden Vitamin B₁₂ genannt.

Die Cobalamine sind die am kompliziertesten aufgebauten Vitamine: Sie bestehen aus mehreren Ringsystemen und sind über Stickstoffatome mit einem zentral liegenden Kobaltatom verbunden. Das ist einzigartig unter den Vitaminen, Vitamin B₁₂ enthält ein essenzielles Spurenelement!

Die Komplexität von Vitamin B₁₂ ist so groß, dass Menschen, Tiere und Pflanzen es nicht herstellen können. Nur Bakterien sind dazu in der Lage.

Einige sehr wichtige Prozesse finden im Körper nur bei einer ausreichenden Versorgung mit dem Vitamin statt. Es ist an der Bildung zweier Bausteine für die DNA beteiligt, wichtig bei allen Zellteilungs-, Wachstums- und Erneuerungsprozessen. Eine hohe Zellteilungsrate hat das blutbildende Gewebe und ist bei einem Mangel daher besonders betroffen. Die Bildung roter Blutkörperchen ist wie bei einem Folsäuremangel gestört. Sie brauchen B₁₂ also für die Sauerstoffversorgung, für die Marathonzeit. Auch für Ihre Nerven, sonst degenerieren sie.

Stärkt die Nerven!

Vitamin B$_{12}$ und Folsäure wirken auch in anderen Prozessen gemeinsam. Folsäure braucht den Kontakt mit Vitamin B$_{12}$, um in die aktive Form umgewandelt zu werden. Gemeinsam mit Folsäure synthetisiert Vitamin B$_{12}$ das für anhaltende Gesundheit so wichtige Methionin aus dem gefäßschädigenden Stoff Homocystein. Vitamin B$_{12}$ ist zudem an der Synthese von Myelin beteiligt, einer Substanz, mit der die Nervenzellen umkleidet sind und die für eine schnelle Übertragungsgeschwindigkeit der Nervenimpulse sorgt.

Langfristig zeigt sich ein Vitamin-B$_{12}$-Mangel in der Schädigung des Nervensystems, vor allem sind die langen Rückenmarksbahnen betroffen. Die Mangelsymptome sind denen eines Folsäuremangels sehr ähnlich. Aber nur bei einem Mangel an Vitamin B$_{12}$ tritt eine Schädigung des Nervensystems auf. Daher muss eine genaue Diagnose erfolgen, denn die fälschliche Gabe von Folsäure kann zwar die Blutarmut beheben, einen Schaden am Nervensystem aber nicht. Bei einer ausreichenden Zufuhr von Vitamin B$_{12}$ sind eventuelle Schäden am Nervensystem heilbar.

FOLGENDE SYMPTOME KÖNNEN BEI VITAMIN-B$_{12}$-MANGEL AUFTRETEN:

- Es können unspezifische Symptome wie Müdigkeit und Blässe sowie allgemeine Schwäche auftreten
- Taubheit und Kribbeln in Füßen und Händen
- Störung oder Verlust des Tast- und Geruchssinns
- Störungen der Motorik
- Gedächtnisstörungen
- Depressionen
- Psychosen
- Gereiztheit

Wie viel Vitamin B$_{12}$ brauchen wir?

Unser Körper speichert Vitamin B$_{12}$ hauptsächlich in der Leber. Weil das Gleiche für Tiere gilt, versorgt Sie der Verzehr von Leber mit besonders viel Vitamin B$_{12}$.

Vitamin B$_{12}$ wird hocheffizient gespeichert. Es können drei bis fünf Jahre, bei einigen bis zu 20 Jahre vergehen, bis die Folgen eines Vitamin-B$_{12}$-Mangels sichtbar werden. Betroffen sind vor allem Vegetarier und Veganer, außerdem Menschen, die besonders wenige fermentierte Lebensmittel zu sich nehmen (beispielsweise Sauerkraut oder die asiatische Variante Kimchi, Joghurt, Sauerteigbrot und sogar Bier). In fermentierten Lebensmitteln entsteht Vitamin B$_{12}$ während der Herstellung mit speziellen Bakterien.

Sollten Sie wenig oder keine tierischen Nahrungsmittel essen, lassen Sie sicherheitshalber hin und wieder Ihren Vitamin-B$_{12}$-Spiegel messen.

Versorgung durch Vitamin B$_{12}$

Die meisten Menschen der Industrienationen sind ausreichend mit Vitamin B$_{12}$ versorgt, einige sogar überversorgt. Aufpassen sollten:

- Vegetarier, Veganer
- Menschen über 60 Jahre wegen einer eventuell beeinträchtigten Aufnahmefähigkeit von Vitamin B$_{12}$ aus dem Darm
- Schwangere und Stillende
- Personen mit Lebererkrankungen
- Menschen mit Erkrankungen des Magen-Darm-Traktes

So viel Vitamin B$_{12}$ sollten wir täglich zu uns nehmen		MÄNNER	FRAUEN
NORMAL-ERNÄHRUNG	DACH (2000)	3 µg	3 µg
	US AI (1998)	2,4 µg	2,4 µg
	Dr. Strunz	5–15 µg	5–15 µg
ERNÄHRUNGS-MEDIZINISCHER DOSIERUNGS-BEREICH	Pauling (1986)	100–200 µg	100–200 µg
	Werbach (1990)	10–1000 µg	10–1000 µg

Normalwerte im Blut

Cobalamin: 240–1000 Nanogramm pro Liter.

So viel Vitamin B$_{12}$ steckt in unseren Lebensmitteln

VITAMIN-B$_{12}$-REICHE NAHRUNGSMITTEL	MENGE	MIKROGRAMM
Kalbsleber	100 g	195
Miesmuscheln	100 g	115
Lachs	100 g	115
Rindfleisch, Filet	100 g	70
Hühnerei	1 mittelgroßes	65
Emmentaler Käse	30 g	65
Vollmilch	100 ml	60

Was passiert bei einer Überdosis?

Schädliche Nebenwirkungen bei einer Überdosierung von Vitamin B$_{12}$ sind nicht bekannt, selbst bei lang anhaltenden Einnahmen hoher Dosen.

Die Zellschützer: Antioxidantien

ANTIOXIDANTIEN SIND DIE WICHTIGSTEN ZELLSCHÜTZER Ihres Körpers. Sie fangen freie Radikale ab und machen sie unschädlich, bevor sie Unheil anrichten können. So bleiben Ihre Zellen jung und frisch und lassen das Blut ungehindert durch Ihre Blutbahnen zirkulieren. Zu den Antioxidantien zählen die Vitamine C und E, außerdem viele Pflanzenstoffe. Sie werden staunen, was diese Wunderwaffen alles können und wie wunderbar sie zusammenarbeiten.

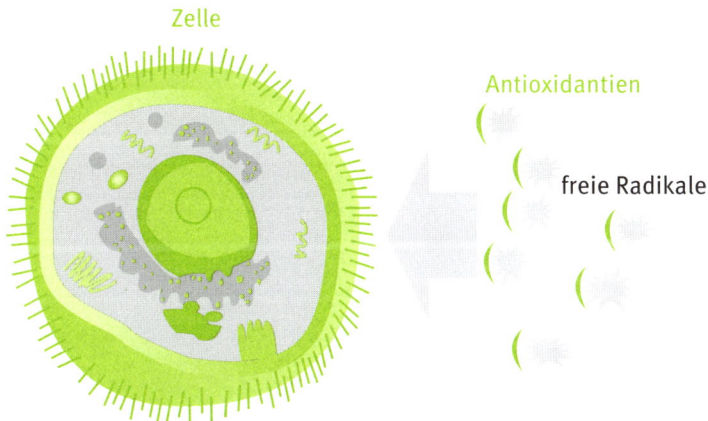

Antioxidantien halten freie Radikale davon ab, die Zelle anzugreifen.

Vitamin C: Ascorbinsäure

Was Vitamin C kann

$C_6H_8O_6$ ist die einfache chemische Formel der Ascorbinsäure, des Vitamins C. Es gibt noch weitere ähnliche Moleküle, die Vitamin-C-ähnliche Wirkungen zeigen, und dieser Vitamingruppe ebenfalls zugerechnet werden.

Vitamin C wird bereits von der Mundschleimhaut aufgenommen und dem Stoffkreislauf zugeführt, außerdem vom Zwölffingerdarm und Dünndarm. Vitamin C ist ein gutmütiger Alleskönner: Der Wirkstoff ist an sehr vielen Vorgängen in unserem Körper beteiligt und kann uns, wie wir gleich sehen werden, vor unzähligen Krankheiten schützen. Gleichzeitig ist es nicht möglich, zu viel Vitamin C aufzunehmen. Das Vitamin ist wasserlöslich. Alles, was nicht gebraucht wird, kann über die Nieren ausgeschieden werden.

Trotzdem fällt es dem Körper schwer, sehr viel Vitamin C auf einmal zu verarbeiten. So haben einige Studien gezeigt, dass wir ab einer oralen Zufuhr von einem Gramm Vitamin C nur noch ungefähr die Hälfte resorbieren können, bei zwölf Gramm sind es nur noch 16 Prozent. Die Zusammenhänge sind hier aber noch nicht vollständig aufgeklärt. Werden – etwa bei einer Krebsbehandlung – sehr hohe Dosen gebraucht, kann es deshalb sinnvoll sein, Vitamin C als Infusion direkt in die Blutbahn zu geben.

Die Gesamtmenge von Vitamin C in unserem Körper beträgt nur 1,5 bis drei Gramm, weil Vitamin C permanent im Einsatz ist und recht schnell zerfällt. Daher ist eine ständige Zufuhr von Vitamin C so wichtig. Konkret heißt das: Lieber dreimal eine geringere Dosis einnehmen als einmal am Tag eine große Dosis.

Besonders hohe Konzentrationen von Vitamin C finden sich übrigens im Gehirn, der Nebenniere, in den Augenlinsen, der Leber, in der Bauchspeicheldrüse (Pankreas), in der Milz, der Lunge und in den weißen Blutkörperchen (Leukozyten). Kein Wunder also, dass hohe Vitamin-C-Gaben an genau diesen Stellen im Körper oft dabei helfen können, Krankheiten zu vermeiden oder zu heilen. Dazu später mehr.

Viel hilft viel?

Wie viel Vitamin C brauchen wir? Das ist individuell sehr unterschiedlich. Es heißt zwar, der Körper habe unter normalen Bedingungen einen Bedarf von etwa 40 Milligramm Vitamin C täglich. Doch wenn wir krank werden oder gestresst sind, brauchen wir viel mehr Vitamin C. Wer raucht oder Alkohol trinkt, braucht noch viel mehr. Wer mit Allergien zu kämpfen hat, braucht ebenfalls mehr Vitamin C.

Der Chemiker und zweifache Nobelpreisträger Professor Dr. Linus Pauling war Pionier in der Anwendung von Vitamin C in hoch dosierter Form bei Erkältungserkrankungen und Krebs. Die medizinische Fachwelt hat ihn zunächst nicht ernst genommen, doch ausgerechnet der *Spiegel* berichtete am 22.01.1973 unter dem Titel »Großes Kaliber« relativ neutral über das damals noch recht junge Gebiet der orthomolekularen Medizin, Paulings Behandlungen mit »Megavitaminen« und über Studien, die Paulings Theorien bestätigten.

Bis heute bestätigen zunehmend mehr Studien die positive Wirkung von Vitamin C bei der Bekämpfung von wichtigen Zivilisationskrankheiten.

Wichtig ist hier wieder die Komplexität des Zusammenspiels: Vitamin C steht in engen Wechselwirkungen mit Vitamin E, Flavonoiden, Vitamin-B_2-haltigem FDH_2, eisenhaltigem Cytochrom und weiteren

Stoffen. Die positive Wirkung von Vitamin C ist erheblich eingeschränkt, wenn die benötigten weiteren Stoffe als Reaktionspartner fehlen.

Schützt vor Skorbut und Zahnausfall

Wenn wir Vitamin-C-Mangel hören, denken wir noch immer an die Seefahrerkrankheit Skorbut. Sie tritt zwar heute so gut wie gar nicht mehr auf, doch die schaurigen Bilder von zahnlosen Piraten und entkräftet an Deck dahinvegetierenden Matrosen (die wir oft aus Kinderbüchern kennen!), die vergessen wir nicht. Doch warum führt Vitamin-C-Mangel überhaupt zu Zahnausfall?

Der Grund ist ein Strukturprotein des Bindegewebes, das auch Kollagen genannt wird. Normalerweise sind Kollagenfasern durch Querverbindungen vernetzt, das Bindegewebe ist dann stark und gesund. Fehlt Vitamin C, ist die Synthese der Kollagenfasern gestört, die Fasern werden nicht mehr richtig vernetzt. Es kommt zu Schleimhautblutungen, Blutungen in der Muskulatur, zu schlechter Wundheilung und brüchigen Kapillaren. Das Gewebe wird schließlich so instabil, dass es die Zähne nicht mehr fest umschließen kann. Sie lockern sich, dann fallen sie aus.

> ### Tipp
>
> ## Keine Sorge vor Mangel
>
> Die genannten Symptome treten nur bei extremem Vitamin-C-Mangel auf. Trotzdem ist es gut, diese Zusammenhänge zu kennen. Denn Vitamin C hilft auch bei »normalem« Zahnfleischbluten. Und auch gegen Bindegewebsschwäche in den Knochen, Knorpeln, Sehnen, Bändern und in der Haut.

Alleskönner Vitamin C

●●● Eine der wichtigsten Funktionen von Vitamin C ist die **anti-oxidative Wirkung** im wasserlöslichen Umfeld, also im Raum zwischen den Zellen. Vitamin C reagiert hier mit den freien Radikalen und wird dabei selbst in seiner Struktur verändert. Mithilfe von anderen Antioxidantien wie Vitamin E oder Flavonoiden kann Vitamin C regeneriert werden und ein weiteres freies Radikal unschädlich machen.

Im Detail funktioniert das ganz erstaunlich: Vitamin E übernimmt die Jagd auf freie Radikale in den fettigen Zellmembranen, Vitamin C übernimmt die gleiche Aufgabe im wässrigen Raum. Hat Vitamin E ein freies Radikal unschädlich gemacht, kann es sich mithilfe von Vitamin C regenerieren. Hat Vitamin C ein freies Radikal abgefangen, bringt es sich mithilfe von Vitamin E wieder in seine aktive Form. Solange dieses Zusammenspiel funktioniert, sind unsere Zellen geschützt. Ist zu wenig Vitamin C oder Vitamin E vorhanden, können sie zerstört oder krankhaft verändert werden. Zur Bekämpfung von freien Radikalen sind daher immer beide Vitamine erforderlich.

●●● Vitamin C ermöglicht außerdem eine fünffach erhöhte **Aufnahme von Eisen** aus der Nahrung. Das ist wichtig, weil wir es für viele Prozesse im Organismus brauchen.

●●● Vitamin C hilft bei der **Entgiftung** des Körpers. Es aktiviert ein Enzym in der Leber, das unser Blut von Umweltgiften, Medikamenten und Schwermetallen reinigt (die Gifte werden dann über den Urin ausgeschieden). Raucher haben zum Beispiel einen erhöhten Vitamin-C-Bedarf, weil sie über den Zigarettenrauch das giftige

Schwermetall Kadmium aufnehmen, das anschließend mithilfe des Vitamins wieder aus dem Körper geschleust werden muss. Von starken Rauchern ist bekannt, dass sie praktisch kein Vitamin C im Blut haben.

●●● Zusammen mit dem Vitamin B₆ und einem weiteren Stoff ist Vitamin C an der Herstellung einer wichtigen Substanz beteiligt, die im **Fettstoffwechsel** benötigt wird. Bei zu geringen Vorräten von Vitamin C kann der Körper nicht von der Verbrennung von Kohlenhydraten auf die Fettverbrennung umschalten. Das ist essenzielles Wissen für alle Menschen, die abnehmen wollen!

●●● Vitamin C reguliert auch den **Abbau von Cholesterin** zu Gallensäure. Bei Vitamin-C-Mangel steigt also Ihr Cholesterinspiegel.

●●● Auch die Innenwände der Blutgefäße bleiben bei einem hohen Vitamin-C-Spiegel gesund, das Risiko für **Arteriosklerose** sinkt.

●●● Vitamin C spielt ebenfalls eine wichtige Rolle bei der **Regulation des Histaminspiegels**. Wir erinnern uns – Histamin ist ein im Körper natürlich vorkommender Stoff zur Abwehr von Fremdkörpern. Bei Allergien bekämpft der Körper Stoffe wie Pollen oder Nahrungsmittelbestandteile mit Histamin, was er eigentlich nicht tun sollte. Vitamin C beschleunigt den Abbau von Histamin und ist daher bei der Behandlung von Allergien förderlich.

●●● Das **Nervensystem** benötigt ebenfalls Vitamin C, es ist an der Herstellung von Stoffen beteiligt, die Informationen im Nervensystem weitertransportieren (Neurotransmitter).

●●● Vitamin C ist an der Synthese von Noradrenalin aus Dopamin beteiligt. Nach einem weiteren Umwandlungsprozess entsteht Adrenalin aus Noradrenalin. Beide Hormone spielen bei der Reaktion auf **Stress** eine bedeutende Rolle. Studien haben gezeigt, dass wir bei einer optimalen Vitamin-C-Versorgung weniger stark auf Stress reagieren als bei Vitamin-C-Mangel.

●●● Das **Immunsystem** würde ohne Vitamin C aufgrund seiner vielfältigen Wirkweisen gar nicht funktionieren. Vitamin C steigert die Abwehr von Viren, stimuliert die Bildung von Antikörpern und schützt das Bindegewebe, indem es einen Stoff neutralisiert, der bei der Immunabwehr von Mikroorganismen entsteht.

●●● Vitamin C ist an vielen weiteren Reaktionen beteiligt, doch die Forschung hierzu ist noch lange nicht abgeschlossen.

Die lange Auflistung verdeutlicht, wie wichtig eine ausreichende Versorgung mit Vitamin C ist. Und wie wirksam in Einzelfällen eine Therapie mit hoch dosiertem Vitamin C unter ärztlicher Betreuung sein kann. Wenn möglich sollte allerdings viel natürliches Vitamin C aufgenommen werden, da in Gemüse und Obst eine natürliche Mischung der verschiedenen Formen von Vitamin C, seinen Vorstufen und Flavonoiden vorkommen. Ähnlich wie Vitamin E können auch Flavonoide das Vitamin C wieder aktivieren, das bereits in der Abwehr von freien Radikalen aktiv war.

Vitamin C wirkt gegen Erkältung

Dass Vitamin C gegen Erkältungskrankheiten hilft, wissen wir schon lange. Viele Studien haben diesen Zusammenhang bestätigt. Sie können sicher sein, dass Sie sich in der kalten Jahreszeit mit Vitamin C etwas Gutes tun – auch wenn es die Medien lieben, uns regelmäßig mit Meldungen zu erschrecken, die das Gegenteil behaupten. Mein konkreter Rat: Wenn Sie merken, dass sich bei Ihnen eine Erkältung ankündigt, sollten Sie sofort damit beginnen, stündlich 1000 Milligramm Vitamin C einzunehmen. Am besten sechs Stunden lang. Ihre Immunzellen werden sich freuen: Sie saugen das Vitamin gleichsam auf und werden mit seiner Hilfe richtig munter.

Dass weniger Vitamin C nicht wirksam ist, bestätigt eine Studie aus dem Jahr 2000. Hier bekamen 263 Studenten nach dem Auftreten der Erkältungssymptome in den ersten sechs Stunden jeweils 1000 Milligramm Vitamin C, danach dreimal täglich 1000 Milligramm. Die Schnupfensymptome nahmen um 85 Prozent ab im Vergleich zu einer Gruppe, die nur einmal täglich 1000 Milligramm täglich Vitamin C einnahm.

Das heißt: Fluten Sie Ihren Körper mit Vitamin C, sobald Sie die ersten Anzeichen einer Erkältung bemerken. Ein bis zwei Tabletten sind sinnlos, weil Sie mit den hier erhältlichen Produkten damit nur auf rund 600 Milligramm kommen. Der Vitamin-C-Bedarf in den Immunzellen vervielfacht sich aber bei einer Virusinfektion so stark, dass eine Dosis von unter fünf Gramm kaum bzw. keine Wirkung zeigt.

Erfolge im Kampf gegen den Krebs

Dass Vitamin C gegen Krebs wirkt, berührt mich immer wieder stark. Denn Krebs ist eine furchtbare Krankheit. Laut Robert-Koch-Institut müssen jeder zweite Mann und 43 Prozent aller Frauen damit rechnen, im Laufe ihres Lebens an Krebs zu erkranken. Bis 1980 starben noch mehr als zwei Drittel der Krebspatienten an ihrer Krankheit, heute ist es immer noch rund die Hälfte.

Wir wissen heute, dass die vier am häufigsten vorkommenden Krebsarten (Brust, Darm, Lunge, Prostata), wenn metastasiert, auch mit Chemotherapie nicht mehr erreicht werden. Dass die Überlebenszeit trotz modernster Methoden und allen Fortschritts in den letzten Jahrzehnten unverändert geblieben ist.

Die Behandlung von Krebs ist sehr schwierig, die schweren Nebenwirkungen der Medikamente belasten die ohnehin schon von Angst, Schrecken und Schmerzen geplagten Patienten massiv. Und dann sind es nicht allein die Patienten – die ganze Familie, die Freunde leiden mit. Krebs ist wirklich eine Geißel der Menschheit.

Deshalb ist es für mich unbegreiflich, dass die Forschungsergebnisse zum Thema Vitamin C und Krebs so wenig bekannt sind. Die Grundlagen sind schnell erklärt: Badet man menschliche Krebszellen eine Stunde in einer Vitamin-C-Lösung, werden die Krebszellen abgetötet. Normale, gesunde menschliche Zellen jedoch nicht. Hier eine Auswahl der Studien, die mir in den vergangenen Jahren besonders ins Auge gefallen sind:

●●● In der 1996 ausgewerteten *Iowa-Frauen-Studie* (mit 34 000 Frauen) senkten 500 Milligramm Vitamin C das Brustkrebsrisiko um 21 Prozent.

●●● Gladys Block, ehemals Ernährungsexpertin (genauer: Nutritional Epidemiologist) am National Cancer Institute und Direktor des Public Health Nutrition Program an der University of California, Berkeley, stellte eine Zusammenfassung von 47 Studien über zusätzliches Vitamin C und Krebs vor. Bei 34 Studien wurde die Krebshäufigkeit vermindert. Darunter waren

- acht Studien zu Mund- und Speiseröhrenkrebs
- sechs Studien zu Magenkrebs
- fünf Studien zu Lungenkrebs
- vier Studien zu Bauchspeicheldrüsenkrebs

- vier Studien zu Gebärmutterkrebs
- vier Studien zu Darmkrebs
- drei Studien zu Enddarmkrebs

●●● Im Jahr 2007 erschien im *Canadian Medical Association Journal* ein Artikel mit drei Best Case Reports, in denen gezeigt wird, dass hoch dosiertes Vitamin C bereits bestehenden Krebs völlig verschwinden lässt, nämlich je ein

- Nierenkarzinom
- Blasenkarzinom
- Lymphom

●●● Im Jahr darauf publizierte das US-amerikanische National Institute of Health (NIH) eine Untersuchung zum Thema

- Eierstockkrebs
- Bauchspeicheldrüsenkrebs und
- Gehirntumor (Glioblastom)

Man hat Mäusen Tumorzellen eingepflanzt, die man leicht und genau beobachten kann. Dann wurde den Mäusen Vitamin C in Konzentrationen infundiert, mit denen auch Krebspatienten behandelt werden. Und siehe da: Vitamin C hat das Wachstum dieser drei Tumoren signifikant gehemmt. Nie vergessen sollten wir, dass Chemotherapie sehr wohl Krebszellen tötet – aber gesunde Zellen leider auch. Vitamin C selektiert: Gesunde Zellen bleiben unberührt.

Sorgt für ein gesundes Herz

Der Alleskönner unter den Vitaminen, das Vitamin C, wirkt nicht nur gegen Krebs, sondern auch gegen fast alle anderen Leiden der modernen Zivilisation. So zum Beispiel gegen den Herzinfarkt, den in Deutschland jedes Jahr rund 250 000 Menschen erleiden. Wie kommt es dazu? Bei einem Herzinfarkt werden Teile des Herzmuskels nicht mehr ausreichend durchblutet. Ursache ist in den meisten Fällen ein Blutgerinnsel in einer arteriosklerotisch verengten (»verkalkten«) Stelle eines Herzkranzgefäßes. In einem Interview erklärt Professor Hermann Esterbauer, ehemals Chef des *Instituts für Biochemie* der Karl-Franzens-Universität Graz, warum ein Mangel an Vitamin C zu Arterienverkalkung führen kann – und wie so etwas in einem Reagenzglasversuch aussieht:

> »Lange Zeit passiert gar nichts, etwa 40 Minuten ist die Situation ganz stabil. (...) Das ist aber keinesfalls eine ruhige Phase, in diesen 40 Minuten spielen sich vielmehr höchst dramatische Prozesse ab: Nach und nach brechen nämlich die antioxidativen Verteidigungslinien zusammen, zuerst das Tocopherol (Vitamin E), dann die verschiedenen Carotinoide und Retinoide. Wenn auch diese zweite Verteidigungslinie zusammengebrochen ist, dann spielt sich innerhalb von nur 15 Minuten ab, was wir bereits besprochen haben: Oxidativer Abbau der Fettsäuren und Modifikation des Apolipoproteins B in einer Art und Weise, dass es von den Makrophagen über den Scavenger-Rezeptor aufgenommen wird und zur Schaumzell- und Plaquebildung führt.«

Schaumzellen sind Ansammlungen von Fettzellen an der Innenwand Ihrer Arterien (»Arterienverkalkung«), die Adern so verengen können, dass selbst kleinste Blutgerinnsel darin hängen bleiben und einen Herzinfarkt auslösen können. Lassen Sie es nicht so weit kommen!

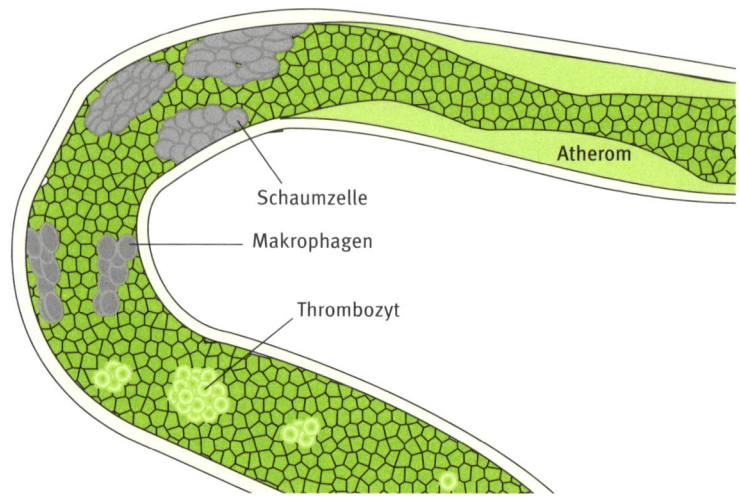

Schaumzellen können Adern so verändern, dass selbst kleinste Blutgerinnsel daran hängen bleiben und einen Herzinfarkt auslösen können.

Die MONICA-Studie der Weltgesundheitsorganisation, an der 16 europäische Länder teilnahmen, zeigte einmal mehr, dass Vitamin C mit anderen Vitaminen zusammentreffen muss, um wirksam zu werden: So konnte in 87 Prozent der Fälle das Herzinfarktrisiko mit zu niedrigen Vitamin-E- *und* -C-Werten im Blut in Verbindung gebracht werden. Weitere Studien zeigten: Niedriges Vitamin C *und* Beta-Carotin im Blut führen zu einem 4,2-fachen Anstieg des Schlaganfallrisikos.

Vitamin C wirkt sogar nach einem Schlaganfall positiv. Wie das? Ein Infarktpatient braucht Nitrate. Also Medikamente, die die Herzkranzgefäße weit stellen. Nur – er gewöhnt sich dran. Die Wirkung lässt nach, mit lebensbedrohlichen Folgen. Es sei denn, er nimmt täglich drei Gramm Vitamin C, um die Nitrattoleranz zu unterdrücken. Das funktioniert! Wenn es um Leben oder Tod geht, sind drei Gramm Vitamin C – also eine Dosis, die von Vitaminskeptikern schnell mit dem Etikett *Mega = gefährlich* versehen wird – aus medizinischer Sicht sinnvoll. Das ist kein Vitamin-Hokuspokus, das sind die wissenschaftlichen Fakten.

Kann Diabetes verhindern

Je mehr ich mich mit Vitamin C befasse, desto ehrfürchtiger stehe ich vor diesem Wirkstoff. Er verhindert nämlich eine weitere Zivilisationskrankheit, an der in Deutschland 8,4 Millionen Menschen leiden: Diabetes Typ 2.

Das zeigte eine Studie der Universität Cambridge. Zwölf Jahre lang haben die Forscher die Blutwerte von 21 831 Menschen gemessen. Ergebnis: Wer am meisten Vitamin C im Blut hatte, litt am wenigsten unter Diabetes Typ 2.

Ein Schlag für alle Vitaminskeptiker ist ein weiteres Ergebnis dieser Studie: Die Menschen mit dem höchsten Obst- und Gemüseverbrauch hatten auch weniger Diabetes, aber nur zu 22 Prozent. Das zeigt: Es zählt nicht der berühmte eine Apfel am Tag, sondern nur das Vitamin C, das tatsächlich im Blut landet. Warum ist das so? Vitamin C stimuliert und reguliert die Freisetzung von Insulin. Sie erinnern sich: In der Bauchspeicheldrüse gibt es besonders viel Vitamin C. Und genau hier wird der Blutzuckerspiegel über die Hormone Insulin und Glucagon reguliert (Arch Intern Med 2008 Jul 28;168).

Vitamin C schützt vor Demenz

Alzheimer-Patienten leiden schrecklich. Schon allein deshalb, weil der Verlauf dieser Krankheit schleichend ist. Weil sie anfangs noch sehr viel davon mitbekommen. Weil ihre Seele weint. Über eine Million Deutsche leiden an Alzheimer. Und es werden rapide immer mehr. Das wirklich Schlimme daran ist, dass wir seit 2004 eigentlich wissen, wie man Alzheimer erst gar nicht bekommt.

In der sogenannten *Cache County Study* der *Johns Hopkins University* im US-amerikanischen Baltimore mit 4740 Senioren (65 Jahre und älter) wurde zum Beispiel herausgefunden, dass Vitamin E plus Vitamin C Alzheimer um 78 Prozent (prevalence = Zahl der Fälle insgesamt) bzw. 64 Prozent (incidence = Zahl der neu aufgetretenen Fälle) verhindern konnte. Das heißt im Klartext: Nicht nur ein paar Fälle weniger Alzheimer, sondern zwei Drittel! Ich vermute, dass diese Methode zu 100 Prozent wirken könnte, wenn man die Dosis der zwei Vitamine exakt und richtig anpassen würde.

Denn hochinteressant ist: Alzheimer wurde nicht verhindert, wenn Vitamin E oder Vitamin C allein genommen wurden. Und auch nicht, wenn ein Multivitaminpräparat genommen wurde. Oder nur ein Vitamin-B-Komplex. Hochinteressant ist das deshalb, weil es uns etwas über Dosis und Wirkungsweise sagt: In Multivitaminpräparaten sind typischerweise nur die offiziell empfohlenen Vitaminmengen enthalten (die Recommended Daily Allowance, RDA). Und diese nutzen bei der Alzheimer-Prävention überhaupt nichts. Nur wenn die Patienten Vitamin E bis zu 1000 I. E. und Vitamin C in einer Dosis von einem Gramm und mehr zusammen einnahmen, trat die Wirkung ein (Arch Neurol 2004 Jan;61 (1):82).

Zu einem ähnlichen Ergebnis war Professor Kamal H. Masaki im Jahr 2000 in der *Honolulu-Asia Aging Study* gekommen. Er hatte Männer im Alter von 70 bis 93 Jahren untersucht und zeigen können, dass die Einnahme von Vitamin C und Vitamin E das Risiko für Demenz um 88 Prozent senkt (Neurology 54 (2000) 1265).

Also praktisch verschwinden lässt. Stellen Sie sich das vor: Wenn Sie sich ausreichend mit Vitaminen versorgen, bleiben Ihre grauen Zellen bis ins hohe Alter fit! Das gilt natürlich vor allem dann, wenn Sie zusätzlich noch Sport treiben: Laufen, Schwimmen, Tanzen – was immer auch Ihnen liegt.

Besser sehen mit Vitamin C

Besonders konzentriert ist Vitamin C in der Augenlinse und in der Tränenflüssigkeit. Der Vitamin-C-Gehalt in der Tränenflüssigkeit ist 50-mal so hoch wie im Blut. Wie mit einem Scheibenwischer wird die antioxidativ wirkende Flüssigkeit bei jedem Wimpernschlag über die Augenlinse gewischt, um schon dort freie Radikale abzufangen. Wenn die Linse durch freie Radikale geschädigt wird, wird sie trüb und lichtundurchlässig. Die Folge: 20 Prozent der über 65-Jährigen und 50 Prozent der über 75-Jährigen haben durch Linsentrübung einen Grauschleier vor den Augen. Es muss operiert werden.

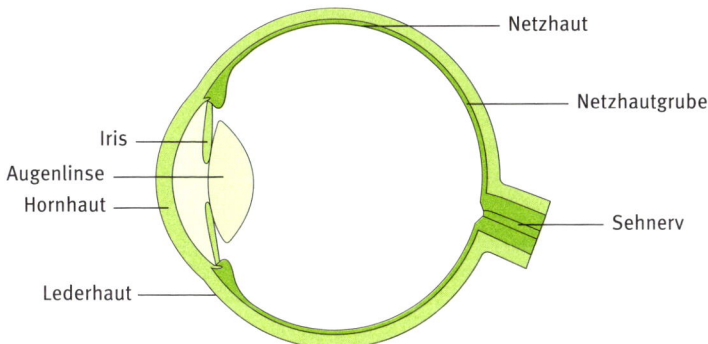

Ihre Augenlinse kann durch freie Radikale geschädigt werden.

Etliche Studien zeigen, dass Sie das vermeiden können:

- In zehn Vitamin-C-Studien (80 000 Teilnehmer) ließ sich der Altersstar um 40 bis 50 Prozent vermindern. Bei einer zusätzlichen Einnahme von Vitamin C über zehn Jahre verringerte sich die Linsentrübung sogar um 83 Prozent gegenüber den Studienteilnehmern, die kein Vitamin C einnahmen.
- Wir haben schon gesehen, dass Vitamine immer zusammenwirken. Das gilt natürlich auch für das Auge. Und so konnte

eine Studie zeigen, dass sich der graue Star um 80 Prozent verhindern lässt, wenn ausreichend Vitamin C, Vitamin E und Beta-Carotin aufgenommen werden.

- Im Rahmen einer Studie der Uni London wurde bei 5638 älteren Herrschaften (über 60 Jahre) der Vitamin-C-Spiegel im Blut gemessen. Ergebnis: Teilnehmer mit dem höchsten Vitamin-C-Spiegel im Blut hatten 39 Prozent weniger grauen Star. Stoffe wie Lutein, Zeaxanthin, Retinol, Beta-Carotin und Vitamin E verbesserten das Ergebnis nur um weitere sieben Prozent. Vitamin C war also der entscheidende Faktor.

- Auch Selen ist ein Spurenelement in antioxidativ wirkenden Enzymen. Und siehe da: Patienten mit grauem Star haben gemessen (!) nur 15 Prozent des Selengehaltes im Auge wie auch im Blut, verglichen mit gesunden Menschen.

Frappierend sind für mich die durchgehend starken Wirkungen von Vitaminen, die sich über viele Jahre in vielen Studien gezeigt haben, und zwar auch bei sehr großen Teilnehmerzahlen (siehe Tabelle Seite 181).

Sind Sie überzeugt? Das sollten Sie sein. Vor allem, wenn Sie nicht nur älter als 60 Jahre, sondern überdies auch noch Diabetiker oder Raucher sind. Ihre Vitamin-C-Blutwerte liegen dann nämlich um rund 40 Prozent niedriger. Und Ihr Risiko, Augenschäden davonzutragen, liegt dreimal höher!

Vitamin C lässt Wunden heilen

Chirurgen an der Universität Erlangen haben schon vor Jahren entdeckt, dass eine tägliche Dosis von drei Gramm Vitamin C nach der Operation die Wundheilung massiv beschleunigt. Warum bloß?

Verringerung des Auftretens von grauem Star durch Antioxidantien

ERGEBNIS: VERRINGERUNG UM	ERGÄNZUNG	TEILNEHMER	STUDIE
⇓ 50 %	Vitamin C 300–600 mg	350	Robertson et al.
⇓ 40 %	Vitamin C	1380	Leske et al.
⇓ 45 %	Vitamin C 200 mg	50 800	Hankinson et al.
⇓ 44 %	Multivitamine + Vitamin C	3590	Sperduto et al.
⇓ 40 %	Multivitamine + Vitamin C	2151	Mares Perlmann
⇓ 30 %	Multivitamine + Vitamin C	17 744	Seddon
⇓ 30 %	Multivitamine + Vitamin C	4300	Leske
⇓ 80 % über zehn Jahre	Vitamin C	247	Jaques et al.

Quelle: Dietl, Hans; Arend, Kay O.: Die Bedeutung von Mikronährstoffen. Forum Medizin Verlag, 1999

Die Erklärung lieferten Forscher der Universität von Leicester: Vitamin C regt bestimmte Hautzellen (Fibroblasten) zur Teilung an und lässt sie in das Wundgebiet wandern. Vitamin C erhöht außerdem die Fähigkeit dieser Fibroblasten, potenziell krebserregende DNA-Verletzungen zu reparieren. Das sind gute Nachrichten für alle, die regelmäßig Vitamin C zu sich nehmen. Und bedenkenswerte Nachrichten für alle, die viel rauchen. Denn ein Raucher hat praktisch kein Vitamin C im Blut. Fragen Sie doch mal einen Chirurgen zum Thema Wundheilung beim Raucher.

Vitamin C hilft gegen Seekrankheit

Waren Sie jemals seekrank oder reisekrank? Dann brauche ich Ihnen nicht zu beschreiben, wie scheußlich sich die sogenannte Kinetose (Bewegungsschwindel) anfühlt. Manchen wird mulmig, anderen übel. Das kann mit kaltem Schweiß beginnen und bis hin zum Erbrechen führen. Ich habe Segler gesehen, die regelrecht grün im Gesicht werden. Andere liegen apathisch in den Kojen und fühlen sich sterbenskrank. Schuld an der Seekrankheit ist ein kleines Molekül: Histamin. Es handelt sich um einen Botenstoff, den der Körper fast überall selbst produziert, der freilich auch in so unterschiedlichen Nahrungsmitteln vorkommt wie Harzer Käse (rund 39 Milligramm pro 100 Gramm), Schweineleber (22,5 Milligramm) oder Hering in Tomatensoße (50 bis 300 Milligramm). Wenn wir nicht unter einer Histamin-Intoleranz leiden, machen uns geringe Mengen Histamin in der Nahrung in der Regel nichts aus. Histamin wirkt direkt auf das Brechzentrum im Gehirn. Und noch besser zu wissen: Wir können diese Histamin-Ausschüttungen im Körper mit Vitamin C verhindern. In der richtigen Dosis. Welche bei Ihnen wirkt, müssen Sie selbst ausprobieren. Ich selbst nähme, wenn ich mich auf See wagen würde, mindestens zehn bis 20 Gramm Vitamin C.

FOLGENDE SYMPTOME KÖNNEN BEI VITAMIN-C-MANGEL AUFTRETEN:

Bei einem über Jahre andauernden Mangel kommt es zu einer erhöhten Anfälligkeit für

- Infekte, Krebs
- Arteriosklerose, Schlaganfall und Herzinfarkt
- Diabetes, Demenz
- Erkrankungen der Augen (grauer Star)
- verzögerte Wundheilung

Wie viel Vitamin C brauchen wir?

Beim Thema Vitamin C gehen die Vorstellungen schon innerhalb der Medizin sehr stark auseinander: Nobelpreisträger Linus Pauling arbeitete mit sogenannten »Megadosen« von bis zu 18 000 Milligramm pro Tag, andere Mediziner halten sich an die offiziellen Empfehlungen der Deutschen Gesellschaft für Ernährung: 100 Milligramm pro Tag.

Entsprechend unterschiedliche Ansichten kursieren über die optimalen Vitamin-C-Werte im Blut von Kindern und Erwachsenen. In der Fachliteratur werden acht bis 14 Milligramm pro Liter Blut empfohlen, in meiner Praxis empfehle ich zumeist 20 bis 30 Milligramm pro Liter.

So viel Vitamin C sollten wir täglich zu uns nehmen

		MÄNNER	FRAUEN
NORMAL-ERNÄHRUNG	DACH (2000)	100 mg	100 mg
	US AI (1998)	90 mg	75 mg
	Dr. Strunz	1000–2000 mg	1000–2000 mg
ERNÄHRUNGS-MEDIZINISCHER DOSIERUNGS-BEREICH	Pauling (1986)	1000–18 000 mg	1000–18 000 mg
	Werbach (1990)	50–10 000 mg	50–10 000 mg

Was passiert bei einer Überdosis?

Nichts! Weil eine Überdosierung wegen der Wasserlöslichkeit dieses Vitamins nicht möglich ist. Selbst die Einnahme von fünf bis zehn Gramm täglich über Jahre hinweg zeigte keine schädigende Wirkung. Da Vitamin C, das nicht mehr aufgenommen werden kann, ausgeschieden wird. Es kann eventuell zu Übelkeit und Durchfall kommen. Möglicherweise könnte die Wirksamkeit blutverdünnender Medikamente durch Vitamin C herabgesetzt werden.

So viel Vitamin C steckt in unseren Lebensmitteln

VITAMIN-C-REICHE NAHRUNGSMITTEL	MENGE	MILLIGRAMM
Papaya	1 mittelgroße	195
Brokkoli	100 g	115
Rosenkohl	100 g	115
Orange	1 mittelgroße	70
Erdbeeren	100 g	65
Paprikaschote, grün	1 mittelgroße	65
Grapefruit	½ mittelgroße	60
Kartoffel	1 mittelgroße	28

Vitamin E: Tocopherol

Was Vitamin E kann

Unter dem Namen Vitamin E gibt es mehrere Substanzen, acht natürliche Vitamin-E-Verbindungen sind bekannt. Die kleinen Unterschiede in der Zusammensetzung der Moleküle führen zu einer unterschiedlichen Reaktionsfreudigkeit der Vitamin-E-Verbindungen. Das synthetisch hergestellte Vitamin E ist nochmals geringfügig anders aufgebaut als das hochreaktive natürliche Vitamin E und verfügt über eine geringere biologische Aktivität.

Unser Körper speichert Vitamin E nicht an einer bestimmten Stelle. Als Bestandteil jeder Zelle im Körper ist Vitamin E überall verfügbar. In der Zellmembran zeigt Vitamin E seine wichtigste Wirkung: Es schützt sie vor dem Einfluss der freien Radikale. Geschieht das nicht, breitet sich eine schädliche Kettenreaktion über die gesamte Membran aus, die zu einer Erstarrung und einer vorzeitigen Alterung der Zellmembran führt. Wir haben im Kapitel zu Vitamin C schon gesehen, wie das funktioniert. Noch einmal zur Erinnerung:

Vitamin E ist in unseren Zellwänden gewissermaßen als »Sicherheitskraft« unterwegs. Sobald ein freies Radikal auftaucht, gibt Vitamin E ein Wasserstoffatom an dieses Radikal ab. Damit hat es keine freie Stelle mehr, die es dringend füllen möchte, und ist deshalb auch nicht mehr radikal. Nun fehlt aber dem Vitamin E ein Wasserstoffatom. Was jetzt? Vitamin E greift sich das nächste Sauerstoffatom und reagiert mit diesem. Jetzt kommt der Clou: Ist dann Vitamin C in ausreichender Menge vorhanden, reagiert die Vitamin-E-Sauerstoff-Kombination mit Vitamin C und wird so in seine Ausgangsform zurückversetzt. Das heißt: Vitamin C recycelt Vitamin E. Es stellt seine antioxidative Wirkung wieder her, der Kreislauf kann von Neuem beginnen.

Fehlt allerdings Vitamin C, funktioniert das ganze System nicht. Nach kurzer Zeit bricht die Schutzfunktion des Vitamins E zusammen. Die Bahn ist dann frei für einen Angriff der freien Radikale direkt auf die ungesättigten Fettmoleküle in den Zellwänden: Die freien Radikale lassen ein Fettmolekül nach dem anderen oxidieren, bis die gesunde, ölige Zellmembran völlig verhärtet oder schlicht kaputt ist. Solche zerstörten Zellen können kaum noch Nährstoffe durch ihre Wände transportieren. Schlimmer noch: Sie können zu Schaumzellen und Plaque entarten, wodurch die Arterien verkalken. Oder sogar zu Krebszellen werden. Aus diesem Grund ist es so wichtig, die Einnahme von Vitamin E mit der Einnahme von Vitamin C zu kombinieren.

Verrückte Hühner

Klinische Fälle von Vitamin-E-bedingten Mangelkrankheiten gebe es gar nicht, sagen die einen Forscher. Weil der Mensch bei seiner typischen gemischten Ernährung eigentlich gar nicht an Vitamin E vorbeikomme. Manche Studien wie zum Beispiel die *Ernährungsstudie als KiGGs-Modul* (EsKiMo) zeigen allerdings eine unter dem Referenzwert liegende Versorgung von sechs- bis elfjährigen Kindern. Andere Studien liefern Hinweise auf eine Unterversorgung von Frauen.

Auf Dauer kann ein zu niedriger Vitamin-E-Spiegel im Blut zu Arteriosklerose, Herzinfarkt oder Schlaganfall, zu einer erhöhten Krebsanfälligkeit, zu Augenschäden oder sogar zu neurologischen Dysfunktionen führen. Das heißt: gestörte Reflexe, Gliederschwäche, Empfindungsverlust in den Gliedmaßen bis hin zu Enzephalopathie, also einer krankhaften Veränderung des Gehirns. So schlimme Folgen treten allerdings nur bei massivem Vitamin-E-Mangel und bei Erwachsenen erst nach ungefähr zehn Jahren auf. Ursache dafür ist oft eine gestörte Vitamin-E-Aufnahme im Körper.

Enzephalopathie durch Vitamin-E-Mangel kommt zwar beim Menschen nicht häufig vor – dafür aber beim Huhn. Wenn Hühnerfutter keinerlei Vitamin E enthält, wird aus dem Hühnerstall im wahrsten Wortessinne ein *cage aux folles,* ein Käfig voller Narren: Die Hühner verlieren die Orientierung, taumeln durch den Stall, stehen sogar Kopf und kommen nicht mehr auf die Beine. Sie bekommen »crazy chick disease« – was viel komischer klingt, als es tatsächlich aussieht. Geflügelfarmer geben heute Vitamin E in das Hühnerfutter, damit ihre Hühner nicht durchdrehen.

Risikofaktoren für Vitamin-E-Mangel

Der Mensch steht durch Vitamin-E-Mangel nicht so schnell Kopf. Dennoch können folgende Risikofaktoren zu einem Vitamin-E-Mangel führen und bei der Entscheidung für zusätzliche Vitamin-E-Präparate berücksichtigt werden:

- starke Luft- und Wasserverschmutzung (erzeugt zusätzlichen oxidativen Stress)
- Selenmangel
- Mangel an Vitamin C

- eine schlechte Aufnahme von Fetten im Darm und/oder erhöhte Blutfettwerte
- Herz-Kreislauf-Erkrankungen
- Leistungssport
- Rauchen
- ein hoher Anteil von mehrfach ungesättigten Fettsäuren in der Nahrung
- Genuss von Weißmehl in größeren Mengen
- Diabetes
- Krebs
- regelmäßige Einnahme der Antibabypille

Überall im Einsatz: Vitamin E

- Vitamin E ist wichtig in der Immunabwehr, es reduziert Entzündungsreaktionen.
- Vitamin E stabilisiert die Membranen der Zellen.
- Vitamin E verringert das Verklumpen von Blutplättchen und ist somit ein natürlicher Blutverdünner. Das Blutungsrisiko bei gesunden Menschen wird durch Vitamin E jedoch nicht erhöht.
- Vitamin E ist am Cholesterinstoffwechsel beteiligt und somit wichtig bei der Prävention von Arteriosklerose.
- Bisher kennt man eine Beteiligung von Vitamin E an 144 verschiedenen Enzymen, ein Mangel kann sich daher auf sehr verschiedene Arten zeigen.
- Und nun noch eine Zugabe: Eisen reduziert die Vitamin-E-Menge, die durch die Darmwände für den Stoffwechsel aufgenommen werden können. Die Einnahme von Eisenpräparaten sollte daher erst mehrere Stunden nach der Einnahme von Vitamin-E-Präparaten erfolgen.

Vitamin E für sexuelle Energie

In den Jahren 1939 und 1940 überschlugen sich die Vitamin-E-Forscher mit Meldungen, wonach Sterilitäten und Schwangerschaftsstörungen sich in drei Viertel der untersuchten Fälle durch Verabreichung von Vitamin E als heilbar erwiesen hätten.

Diese Ergebnisse passten zu früheren Studien, in denen Laborratten unter Vitamin-E-Entzug aufhörten, sich fortzupflanzen. In den weiblichen Tieren fanden sich zwar befruchtete Eizellen, ein Fötus entwickelte sich aber nicht. Sobald die Tiere wieder Vitamin E bekamen, vermehrten sie sich auch wieder. Kein Wunder also, dass Vitamin E bald als »Fruchtbarkeitsvitamin«, wenn nicht sogar als »Potenzvitamin« gefeiert wurde.

Überzogene Versprechungen zum Thema »bedroom health« konnten der wissenschaftlichen Überprüfung zwar nicht standhalten. Dennoch stimmt die Grundannahme: Vitamin E ist an der Reifung und der Funktion von Hoden und Eierstöcken beteiligt und hat damit einen direkten Einfluss auf die Fruchtbarkeit von Männern und Frauen.

Schutz vor Krebs

Wir haben schon gesehen, dass die Medien regelmäßig die Schlagzeile »Vitamin-E-Pillen erhöhen die Krebsgefahr« aus der Mottenkiste ziehen und dabei immer wieder auf die von Experten kritisierte SELECT-Studie zurückgreifen.

Wie gesagt: Die Warnung entspricht nicht dem Stand der medizinischen Forschung. Die Anti-Krebs-Wirkung von Vitamin E konnte in Untersuchungen mit Mäusen und Hamstern eindeutig gezeigt werden. Experimente wiesen zum Beispiel darauf hin, dass Vitamin E dazu beiträgt, ein Tumorsupressorgen anzuschalten, durch dessen Wirkung ein Stoff hergestellt wird, der das Wachstum von Tumorzellen verhindert (Protein p53). Auch zum Thema Krebs beim Menschen liegen heute zahlreiche Studien vor, die eine klinische Anwendung von Vitamin E nahelegen. Hier eine kleine Auswahl:

Vitamin E wirkt gegen Krebs

TEILNEHMER	ERGEBNIS	QUELLE FACHZEITSCHRIFT
35 215 Frauen	68 % geringeres Dickdarmkrebsrisiko	Canc Res 1993; 53
39 910 Ärzte	30 % weniger Blasenkrebs 56 % weniger Prostatakrebs	Am J Epidemiol 2000;b152 Canc Epidemiol Biom.Prev 1999; 8
991 522 Männer und Frauen	40 % weniger Blasenkrebs	Am J Epidemiol 2002; 156
29 133 Raucher	19 % weniger Lungenkrebs 22 % weniger Dickdarmkrebs 32 % weniger Prostatakrebs mit nur 50 mg Vitamin E	J Natl Canc Inst. 1999; 91
30 000 Männer	71 % weniger Prostatakrebs	J Natl Cancer Inst. 2006 Feb 15; 98 (4)

Ende 2011 wertete ein Forscherteam vom Australian Prostate Cancer Research Centre – Queensland und dem Institute of Health and Biomedical Innovation der Queensland University of Technology (Brisbane, Australien) den aktuellen Stand der Forschung rund um die Anti-Krebs-Wirkung von Vitamin E aus (Carcinogenesis 2012 Februar; 33 (2):233). Interessant: Es ging gar nicht in erster Linie darum, ob Vitamin E überhaupt gegen Krebs wirkt. Vielmehr diskutierten die Forscher, welche Form des Vitamins besonders gut gegen Krebs wirkt.

TOCOPHEROL (TP)

TOCOTRIENOL (T3)

Ergebnis: Das Tocotrienol (T3) ist stärker wirksam als das Tocopherol (TP). Es wirkt gegen ein breites Spektrum von Krebsarten. Präziser: Die präventive Gabe von diesem Vitamin E führt zu deutlich weniger Tumorerkrankungen bzw. einem günstigeren Krankheitsverlauf. Es löst selektiv die Apoptose (das heißt: Absterben der Krebszelle) von Prostata- und Brustkrebszellen aus, jedoch nicht die von gesunden Zellen.

Sogar bei Prostatakrebsstammzellen und hormonresistenten Krebszellen konnte dies nachgewiesen werden. Weitere Studien zeigten, dass die Behandlung mit Vitamin E Krebszellen empfindlicher für die Chemotherapie macht und während der Strahlentherapie gesunde Zellen vor Nebenwirkungen schützt. Auch gebe es zahlreiche Hinweise auf eine Reihe von Anti-Krebs-Eigenschaften, dazu gehören:

- Hemmung des Wachstums von Tumorstammzellen (das ist ein medizinischer Durchbruch!)
- Unterdrückung der Neoangionese (Neubildung von unerwünschten Blutgefäßen) in Tumoren
- Stärkung der natürlichen Immunabwehr gegen den Tumor

Hiermit haben Sie einen guten Überblick über Vitamin E und Krebs – mit einer eindeutigen Aussage.

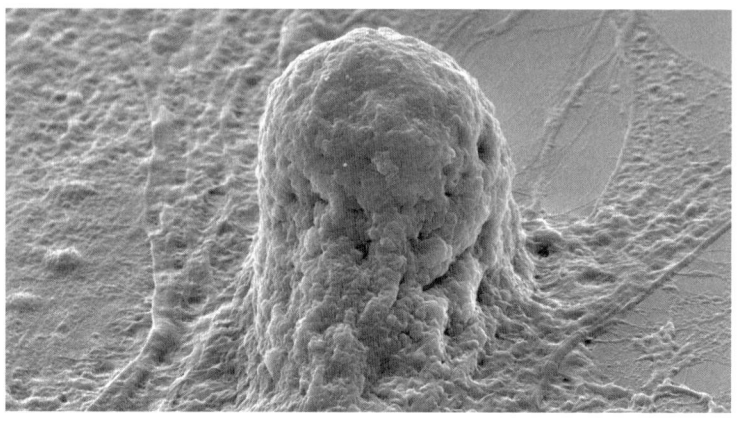

Tumorstammzellen: Sie können heilen, aber auch Metastasen auslösen.

Vitamin E macht das Herz gesund

Vitamin E schützt in enger Zusammenarbeit mit Vitamin C Ihre Zellen. Und mehr noch: Es schützt auch die Blutfette. Es hält Ihre Blutbahnen elastisch und jung. Wenn Sie genug Vitamin E und C in Ihrem Körper haben, dann kommt es erst gar nicht zur Bildung dieser abstrusen Schaumzellen (siehe Abbildung Seite 176), die nach und nach Ihre wichtigen Arterien verstopfen. Dann werden Sie erst gar nicht von einem Herzinfarkt bedroht, dann müssen Sie sich auch keine Stents legen, künstliche Herzklappen oder Bypässe einbauen lassen.

Eine Harvard-Studie an 87 000 Krankenschwestern über acht Jahre (Start 1980, publiziert N Engl J Med. 1993 May 20; 328(20): 1444–9) zeigte: Das Risiko von Herz-Kreislauf-Erkrankungen kann um 41 Prozent gesenkt werden, wenn 100 bis 200 Milligramm Vitamin E täglich gegeben werden. Vitamin-E-Einnahmen über 200 Milligramm zeigen dabei die beste Risikominderung. Die Sterbehäufigkeit sinkt damit um rund 34 Prozent.

Eine 1996 ausgewertete Studie mit 2200 Patienten der Cambridge University zeigt, dass die Risikominderung bei schon bestehenden Herzerkrankungen gegen einen erneuten Herzinfarkt mit 400 bis 800 Milligramm Vitamin E um 75 Prozent gesenkt werden kann.

Im Jahr 2009 publizierte die University of Washington eine Untersuchung von 77 719 Bürgern im Alter von 50 bis 76 Jahren. Laufzeit der Studie: zehn Jahre. Ergebnis: Wer Vitamin E, und zwar 215 Milligramm täglich, zehn Jahre lang eingenommen hatte, reduzierte sein Risiko, an Herzinfarkt oder an Schlaganfall zu sterben, um 28 Prozent. Es geht hier nicht um das Erkrankungsrisiko (die Zahl liegt noch höher), sondern um den Tod. Der sich offenbar mit einer einzigen kleinen Kapsel Vitamin E verhindern lässt.

Damit es nicht zu Diabetes kommt

Dass freie Radikale etwas mit der Entwicklung von Diabetes zu tun haben, weiß man heute sicher. So zeigte zum Beispiel eine Untersuchung von Professor Jukka T. Salonen, die von 1984 bis 1989 an 944 Männern (42 bis 60 Jahre) in Ostfinnland durchgeführt wurde, dass ein niedriger Vitamin-E-Spiegel zu einem 3,9-fachen Diabetesrisiko führt. Wie äußerte sich das? Zu Beginn der Studie hatte kein Teilnehmer Diabetes, nach vier Jahren waren 45 Männer zuckerkrank. Und das waren genau die, in deren Blut zu wenig Vitamin E enthalten war (BMJ 1995; 311: 1124).

»Da muss ich eben viel Obst und Gemüse essen, um keinen Diabetes zu bekommen.« Das ist ein Gedanke, der theoretisch richtig ist. Viele Antioxidantien aus Obst und Gemüse helfen schließlich, freie Radikale unschädlich zu machen. Die große Frage ist aber: Ist es überhaupt möglich, das notwendige Gleichgewicht zwischen freien Radikalen und der antioxidativ wirksamen Schutzpolizei in unserem Körper über fünf Portionen Äpfel, Karotten, Brokkoli und von mir aus auch mit der Vitaminwunderfrucht Papaya zu erreichen? Die Professoren Hamer und Chida von der University of London sagen: Geht nicht. Sie müssen es wissen: Die Forscher haben fünf große Studien mit 167 128 Teilnehmern zusammengefasst. Ergebnis: Obst und Gemüse, drei oder mehr Portionen am Tag, können Diabetes Typ 2 nicht verhindern.

Nun haben die Londoner Wissenschaftler sich gefragt, woran das liegt. Und haben neun große Studien mit 139 793 Teilnehmern gefunden, in denen Vitaminpillen getestet wurden. Diese Pillen wiederum haben das Risiko für Diabetes Typ 2 um 13 Prozent gesenkt. Immerhin. Am wirksamsten soll dabei Vitamin E gewesen sein.

Fazit: Obst und Gemüse scheinen Diabetes Typ 2 nicht verhindern zu können. Vitamine aber schon. Warum das so ist? Wir essen zu viele Brötchen, Nudeln und Pizza und viel zu wenig frische Lebensmittel. Und das, was wir da essen, enthält zu wenig Vitamin E. Denn dieses Vitamin steckt vor allem in den Nahrungsmitteln, die wir ehrlicherweise gar nicht so häufig auf dem Teller haben: Fenchel, Oliven, Walnüsse.

Was tut also der kluge Mensch? Er hilft nach. Mit Vitamin E. Wohl dosiert.

Vitamin E kann auch vor Alzheimer schützen

Das berühmte Karolinska-Institut in Stockholm beziffert die weltweiten Kosten für Alzheimer auf 248 Milliarden Dollar. Tendenz: massiv ansteigend.

Wir wissen alle, wie groß die Belastung durch Alzheimer nicht nur für die Betroffenen selbst, sondern auch für deren Angehörige ist. Ich habe deshalb für mich beschlossen: Ich mache das Spiel einfach nicht mit. Morbus Alzheimer muss eigentlich niemand bekommen: keinen neuronalen Zellverlust, keine neuritischen Plaques, kein neurofibrilläres Gewirr, keine oxidativen Großschäden, keine (pardon) totale Verblödung. Wenn wir mit Vitamin E etwas Wichtiges gegen den im Alter ansteigenden oxidativen Stress tun.

Viele Studien haben zeigen können, dass das eine gute Idee ist: So ergab eine Auswertung des *Chicago Health and Aging Project* an der dortigen Universität im Jahr 2005, dass die Höhe der täglichen Zufuhr an Vitamin E invers korreliert mit dem Auftreten von Alzheimer. Auf gut Deutsch: Je mehr Vitamin E, desto weniger Alzheimer (Am.J.Clin.Nutr.,81,(2):508, 2005).

Die Zusammenhänge mit Vitamin C haben wir ja schon gesehen (*Honolulu-Asia Aging Study*). Wir können aber noch mehr gegen Alzheimer tun: Bereits 2003 hat eine Großstudie gezeigt, dass Omega 3 bei Gesunden das Erkrankungsrisiko um bis zu 70 Prozent senkt. 70 Prozent! Damit ist die Krankheit doch so gut wie erledigt (Arch. Neurol.,60:940, 2003).

2007 wurden weitere Daten von 965 Älteren veröffentlicht. Die Personen, die zu einer (ausdrücklich) folsäurereichen Ernährung zusätzlich Folsäure als Ergänzung zugeführt hatten, erkrankten hochsignifikant weniger an Alzheimer. Auch das ist bewiesen (Arch.Neurol.,64:86, 2007).

Vitamine, zusätzlich eingenommen, sind also hochwirksame Medikamente. Viel, viel wirksamer als jedes andere bekannte Pharmapräparat. Wenn Vitamine ergänzend zur Nahrung eingenommen werden. Natürlich ist das nur dann sinnvoll, wenn Sie die richtige Menge kennen. Dafür brauchen Sie wieder Ihren Arzt, der misst.

Ein Mittel gegen die Gicht

Ich lerne. Täglich. Von Ihnen. Sie können sich wirklich nicht vorstellen, mit welcher neugierigen Begeisterung ich täglich meine Praxis betrete. Weil ich mich auf Sie freue. Weil Sie mir wirklich jeden Tag neue Dinge beibringen. So überraschte mich zum Beispiel folgender Brief:

»Seit ich Ihr Buch ›Topfit mit Vitaminen‹ gelesen habe, bin ich ein neuer Mensch. Lange Zeit litt ich an Gicht und hatte immer wahnsinnige Schmerzen, obwohl ich Allopurinol bekommen habe. Nun nehme ich seit über einem Jahr 600 Milligramm Vitamin E 600. Schon nach wenigen Wochen hatte ich keine Schmerzen mehr. Ich kann wirklich alles essen und trinken, ohne Einschränkung.«

Dass Gichtschmerzen höllisch sind, weiß ich von meinem Bruder. Aber dass ein einfaches Antioxidans, ein entzündungsstoppendes Mittel wie Vitamin E so drastisch hilft – das habe ich auch nicht gewusst. Das macht mich unruhig. Meine Güte! Wie vielen Menschen könnte man mit dieser simplen Nachricht helfen?

FOLGENDE SYMPTOME KÖNNEN BEI VITAMIN-E-MANGEL AUFTRETEN:

Bei einem über Jahre andauernden Mangel kommt es zu einer erhöhten Anfälligkeit für

- Krebs
- Arteriosklerose, Schlaganfall und Herzinfarkt
- Diabetes
- Demenz
- Gicht, Rheuma, Arthritis
- Augenerkrankungen wie grauer Star

Wie viel Vitamin E brauchen wir?

Sehr viel mehr als in der Steinzeit! Der Grund: Wir essen ungefähr doppelt so viel Fett wie unsere steinzeitlichen Vorfahren. Das
fängt morgens an, wenn wir uns Margarine aufs Brötchen schmieren (Margarine enthält nach Abzug der ungesättigten Fette überhaupt kein Vitamin E mehr). Mittags geht es weiter mit Schnitzel
und Pommes frites, die schlimmstenfalls in einem bereits mehrfach
benutzten Ölbad frittiert wurden. Mehrmals hoch erhitzte Öle enthalten überhaupt kein Vitamin E, dafür aber ein – so formuliert es
Vitaminexperte Andreas Jopp – »explosives Radikalgemisch«. Und
am Abend gönnen wir uns Käse und fette Wurst, die wiederum kein
Vitamin E liefern. Damit diese Fette einigermaßen sicher durch die
Blutbahn transportiert werden können, brauchen wir aber sehr viel
Vitamin E.

So viel Vitamin E sollten wir täglich zu uns nehmen

		MÄNNER	FRAUEN
NORMAL-ERNÄHRUNG	DACH (2000)	12–15 mg	11–12 mg
	US AI (1998)	15 mg	15 mg
	Dr. Strunz	100–400 mg	100–400 mg
ERNÄHRUNGS-MEDIZINISCHER DOSIERUNGS-BEREICH	Pauling (1986)	800 mg	800 mg
	Werbach (1990)	100–1000 mg	100–1000 mg

Normalwerte im Blut

Zur Analyse wird die am häufigsten vorkommende Vitamin-E-Form
α-Tokopherol herangezogen. Normalwert Männer: 8,9–18,3 mg/l;
Normalwert Frauen: 9,4–15,0 mg/l.

So viel Vitamin E steckt in unseren Lebensmitteln

VITAMIN-E-REICHE NAHRUNGSMITTEL	MENGE	MILLIGRAMM
Weizenkeimöl	100 g	150
Sonnenblumenöl	100 g	60
Distelöl	100 g	35
Haselnüsse	100 g	25
Mandeln	100 g	25
Sonnenblumenkerne	100 g	21
Weizenkeime	100 g	12
Süßkartoffeln	1 mittelgroße	7
Tomatensalat	100 g	6
Garnele	100 g	3,5
Wirsingkohl, frisch gegart	100 g	2,5
Lachs	100 g	2
Hühnerei	1 mittelgroßes	0,4

Was passiert bei einer Überdosis?

Über die richtige Dosierung von Vitamin E wird lebhaft gestritten.
Eine Dosierung in Höhe der 200-fachen Menge der empfohlenen
Tagesdosis oder eine Gabe von bis zu drei Gramm bei einer ernäh-
rungsmedizinischen Behandlung führe zu keinen unerwünschten
Wirkungen, sagen die einen. Tatsächlich ist Vitamin E zwar fettlös-
lich, es kann aber genau wie die wasserlöslichen Vitamine über den
Urin ausgeschieden werden.

Kontrolle ist wichtig

Dennoch gibt es Fälle, bei denen die Einnahme von hohen Vitamin-
E-Dosen unter ärztlicher Aufsicht stattfinden muss, sagen die anderen. Und zwar dann:

- wenn Sie blutverdünnende Medikamente einnehmen. Bei der Einnahme von 800 Milligramm und mehr pro Tag wird die Thrombozytenaggregation gehemmt, sodass sich die Blutungszeit verlängern kann;
- wenn Sie Diabetiker sind. Sie sollten mit Vitamin E in hohen Dosen behutsam vorgehen, da Vitamin E den Insulinbedarf reduzieren kann und die Gefahr einer Unterzuckerung droht. Diabetikern wird deshalb geraten, die Dosis von Vitamin E langsam zu steigern.

Extra-Tipp

Öl richtig aufbewahren

Durch die industrielle Verarbeitung verlieren Öle oft bis zu 40 Prozent ihres Vitamin-E-Gehalts. Dazu kommt eine schlechte Lagerung im Haushalt: Wird Öl zu warm und zu hell aufbewahrt, wird es ranzig und Vitamin D vernichtet. Das schmeckt nicht nur furchtbar, das ist für den Körper auch sehr ungesund. Denn für die Verdauung dieser Öle brauchen Sie viel zusätzliches Vitamin E in Ihrem Körper – das Sie über schlechte Öle ja nicht bekommen. So fehlt Ihnen der Zellschutz im Magen-Darm-Trakt. Und so kann es dort zu Krebs kommen. Das gute Öl also immer kühl und dunkel lagern und bald verbrauchen.

Die Aufbauer:
Vitamine A, D und K

WENN ES UM NAHRUNGSERGÄNZUNGSMITTEL GEHT, steht hinter den Vitaminen A und D immer ein Ausrufungszeichen. Vorsicht vor Überdosierung! Achtung, Nebenwirkungen! Vor lauter Panik vergessen wir dann, wie wichtig diese Vitamine für unser Immunsystem sind und wie schlagkräftig sie gegen Krebs wirken. Auch Ihre Knochen brauchen genau diese Vitamine – und außerdem das Vitamin K. Das kennt zwar fast keiner, es ist aber trotzdem immens wichtig.

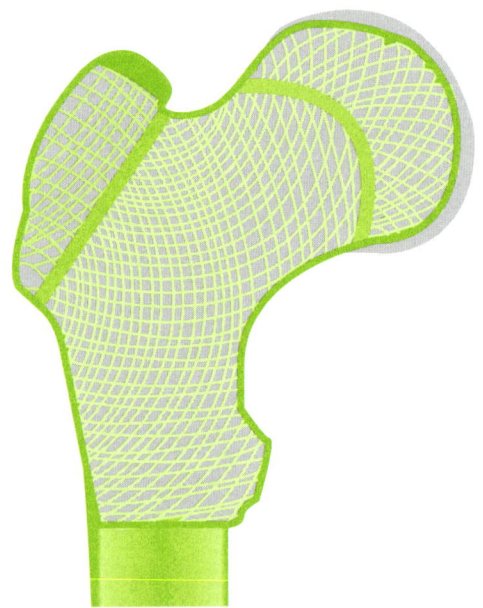

Gesunde Knochen brauchen die Vitamine A, D und insbesondere Vitamin K.

Vitamin A:
Retinol und Beta-Carotin

Wie wirkt Vitamin A?

In die Gruppe des Vitamins A fallen mehrere leicht unterschiedliche Stoffe, auch wird Beta-Carotin häufig in einem Zug mit Vitamin A genannt. Vitamin A kommt in tierischen Zellen meistens als Retinol vor, aber auch die ähnlich aufgebauten Moleküle Retinal und die Retinsäure sind wichtiger Bestandteil für viele Funktionen im Körper. Vitamin A ist nur in tierischen Nahrungsmitteln enthalten, Beta-Carotin steckt in Gemüse und Obst: Die Farbstoffe, die knackige Äpfel wunderbar rot und herrlich saure Zitronen gelb machen, sind sogenannte Carotinoide. Es gibt ungefähr 600 verschiedene! Allerdings kann unser Körper nur 50 davon in Vitamin A verwandeln.

Wenn er das getan hat, schickt er das fettlösliche Vitamin A in sein wichtigstes Depot: die Leber. Ein gesunder Mensch hat ausreichende Vitamin-A-Vorräte für ein bis zwei Jahre. Sobald ein Mangel im Blut auftaucht, stellt die Leber Vitamin A zur Verfügung.

Deshalb kann ein Vitamin-A-Mangel auch nicht direkt im Blut nachgewiesen werden, sondern nur in den Leberzellen. Doch wie kommt ein Arzt an die Leber? Gar nicht. Deshalb analysiert er den Vitamin-A-Spiegel über einen Umweg. Er analysiert das

Retinol-Bindungsprotein. Es wird in der Leber hergestellt und ist für den Transport von Vitamin A durch die Blutbahn mitverantwortlich. Da nur so viel Vitamin A durch das Blut an die passenden Einsatzstellen im Körper transportiert werden kann, wie Retinol-Bindungsproteine vorhanden sind, kann man durch die Messung des Verhältnisses im Blutserum ein genaueres Ergebnis erzielen.

Das geht so: Gibt es mehr Bindungsproteine als Retinol im Blut, liegt ein Mangel vor (Verhältnis Retinol/RBP < 0,7). Gibt es mehr Retinol als Bindungsproteine, ist im Prinzip alles in Ordnung. Manchmal aber auch nicht: Denn bei Zinkmangel versagt die Synthese des Retinol-Bindungsproteins. Und dann kann das in der Leber gespeicherte Vitamin A nicht freigesetzt werden. Zinkmangel kann also zu einem Vitamin-A-Mangel im Gewebe führen.

Ab in den Mixer!

Noch eine Besonderheit: Unser Körper kann Beta-Carotin nur dann in Vitamin A umwandeln, wenn wir ihm helfen. Mit der Küchenmaschine und mit Fett. Wie das?

Wenn wir eine mittelgroße, frische und im Idealfall biologisch produzierte Möhre knabbern, stecken da theoretisch 15 Milligramm Beta-Carotin drin. Das deckt den normalen Tagesbedarf. Aber: Beta-Carotin mag kein Wasser! Wir können es viel besser aufnehmen, wenn wir ihm erlauben, sich in Öl zu sammeln und über diesen Weg in unseren Körper zu gelangen. Und: Der orangefarbene wertvolle Wirkstoff der Möhre steckt in einer unverdaulichen Hülle! Deshalb haben wir mehr vom Beta-Carotin, wenn wir statt großer Stücke besser Möhrensaft, geraspelte oder schonend gekochte Möhren zu uns nehmen. Durch die Verarbeitung im Mixer oder im Kochtopf brechen wir die unverdaulichen Hüllen auf und lassen Beta-Carotin frei.

Vitamin A ist an vielen Funktionen im Körper beteiligt:

- Es ist Bestandteil der Zellen im Auge, die auf der Netzhaut die Lichteinwirkung in Nervenimpulse umwandeln, die wiederum das Gehirn verarbeiten kann.
- Es ist an der Bildung von roten Blutkörperchen beteiligt.
- Es hilft bei der Zerkleinerung von Eiweiß (eine proteinreiche Ernährung kann zu einem Vitamin-A-Mangel führen).
- Es fördert die Entwicklung der Plazenta, des Fötus und des Spermas sowie die Synthese von Testosteron und Östrogen.
- Es ist am Aufbau und der Erhaltung der Funktionen von Knochen und Knorpeln beteiligt.
- Es beeinflusst die gesunde Zellteilung und hemmt das Wachstum von Tumorzellen.
- Es unterstützt die Bildung von Antikörpern für das Immunsystem.
- Es sorgt für gesunde Haut und Schleimhäute.

Vitamin A – das Augenvitamin

Sind Sie schon einmal nachts auf der Autobahn falsch abgebogen, weil Sie die Schilder nicht lesen konnten? Dann leiden Sie vielleicht unter einem Mangel an Vitamin A. Ihr Sehpurpur enthält Vitamin A. Und wenn er nicht genug davon bekommt, funktioniert das schnelle Umschalten zwischen hell und dunkel nicht mehr.

In den früher als »Dritte Welt« bezeichneten Entwicklungsländern sind gravierende Vitamin-A-Mangelzustände noch immer ein großes Problem. Mehr als 100 Millionen Kinder leben in Regionen, in denen sie einem erhöhten Risiko ausgesetzt sind. Mindestens drei Millionen Kinder sind von akutem Vitamin-A-Mangel betroffen. Viele erblinden, zwei Drittel der erblindeten Kinder sterben wenige Wochen nach der Erblindung. Selbst bei einem weniger schweren Vitamin-A-Mangel sterben viele Kinder an Masern, Durchfall oder Infekten.

Ist Beta-Carotin für Raucher wirklich schädlich?

Wir haben uns das Thema Rauchen und Beta-Carotin schon unter dem Titel »Die Vitamin-Lüge« angeschaut.

Weil ich immer wieder Briefe bekomme, die sich auf die dort zitierten Studien beziehen, greife ich das Thema hier noch einmal auf. Wie ist das nun: Schadet Beta-Carotin Rauchern oder nicht?

Erstens: Laut CARET-Studie steigt das Risiko des Rauchers mit der Kapsel Beta-Carotin um 0,48 Prozent (absolut). Diese Zahl als »gewaltigen Sprung« zu bezeichnen ist schon ziemlich despektierlich.

Zweitens: Diese 0,48 Prozent gelten nur für starke Raucher.

Drittens: Raucher, bei denen zu Beginn der Studie im Blut ein höherer Beta-Carotin-Spiegel gemessen wurde, bekamen weniger Krebs.

Viertens: Raucher, die während des Studienverlaufs mit dem Rauchen aufgehört haben, bekamen durch die Beta-Carotin-Kapsel deutlich weniger Krebs.

Fünftens: Isoliertes Beta-Carotin kommt in der Natur nicht vor. Unser Organismus ist nicht dafür gemacht, isolierte Stoffe zu verarbeiten. Zu einer positiven Wirkung von Beta-Carotin kann es nur in Verbindung mit anderen Wirkstoffen kommen, vor allem in Verbindung mit Vitamin C. So kommt es, dass Beta-Carotin *plus Vitamin C* beim Raucher den Lungenkrebs um 68 Prozent senkt. Also vermindert oder gar völlig verhindert.

Das klingt aber nicht so sensationell. Journalistisch besser klingt: »Beta-Carotin verursacht Lungenkrebs.« Und deshalb schreiben das sogar Ärztezeitschriften wie die *MMW – Fortschritte der Medizin*.

Vitamin A tut auch der Nase gut

Vielleicht kennen Sie dieses unangenehme Gefühl, wenn Ihre Nase ständig trocken ist. Wenn Sie von trockenem Husten geplagt werden. All dies kann ein Hinweis auf Vitamin-A-Mangel sein. Was Sie dagegen tun können? Essen Sie so viel Obst und Gemüse wie möglich, und zwar möglichst frisch. Je bunter, desto besser. Am besten, Sie pflücken es selbst und genießen es sofort! Weil Sie, wie die meisten Menschen hierzulande, dafür wahrscheinlich wenige Möglichkeiten haben, können Sie zum Beispiel auch ein Nasenspray mit Vitamin A und E ausprobieren. Oder ein Multivitaminpräparat mit Vitamin A einnehmen. Brausetabletten enthalten übrigens oft keine Vitamin-A-Moleküle. Das Vitamin ist fettlöslich, die Brausetechnik funktioniert nur bei wasserlöslichen Vitaminen wie zum Beispiel Vitamin C.

Vitamin A macht Schluss mit dem Krebs

Dass in unserem Körper jeden Tag ein paar Zellen verrückt spielen und zu Krebszellen entarten, ist nicht schlimm. Normalerweise rückt unser Immunsystem diesen Zellen nämlich sofort auf die Pelle. Vitamin A ist sogar in der Lage, bis in das Innerste der Krebszellen vorzudringen und diese wieder zu normalen Zellen umzuprogrammieren. Es kann noch mehr: Als Antioxidans kann Vitamin A Krebsgene, die durch freie Radikale in Gang gesetzt wurden, unschädlich machen. Auch Beta-Carotin wirkt als Antioxidans gegen freie Radikale. Es schaltet sie ab, noch bevor sie Zellwände kaputt machen oder Krebsgene aktivieren können.
Sie brauchen also Vitamin A! Damit der Krebs erst gar nicht kommt.

Beta-Carotin und die Knochen

Dass Raucher durch Möhren in Lebensgefahr geraten, ist für die Presse ja schon ein gefundenes Fressen. Wird auf die Dauer leider aber auch langweilig. Deshalb kommt immer mal etwas Neues. Zum Beispiel: Beta-Carotin macht Ihre Knochen krank. Auch nicht schlecht, oder? Aber auch Unsinn. Das sagt sogar die European Food Safety Authority (EFSA). »Quantitative Korrelationen zwischen der Retinol-Aufnahme einerseits und Störungen der Knochengesundheit andererseits konnten nicht nachgewiesen werden, sodass es keine Rechtfertigung für ein Herabsetzen des UL für ältere Menschen gibt.« (UL steht für Tolerable Upper Intake Level.) So die europäischen Lebensmittelsicherheitsexperten. Sie erinnerten glücklicherweise daran, dass die Knochengesundheit durch verschiedene Ernährungsfaktoren beeinflusst wird, darunter Vitamin D, Kalzium und Zink.

Woher kam der Anti-Vitamin-Wind? Studien hatten darauf gedeutet, dass potenziell die langfristige Aufnahme von vorgeformtem Vitamin A (Retinol) von mehr als 1500 Mikrogramm (5000 I. E.) täglich mit einem erhöhten Risiko für osteoporotische Frakturen und erniedrigter Knochendichte bei älteren Männern und Frauen zusammenhängen könnte. Tatsächlich konnten aber nur übermäßige Mengen an vorgeformtem Vitamin A (Retinol) in Zusammenhang mit negativen Auswirkungen auf die Knochengesundheit gebracht werden, jedoch nicht Beta-Carotin!

Hierzulande ist es sowieso nicht so leicht, so viel Vitamin A zu sich zu nehmen. In den USA sieht es anders aus: Hier kann eine Retinolzufuhr von täglich mehr als 5000 I. E. erreicht werden, da zum Beispiel Frühstückszerealien mit Vitamin A angereichert werden.

Retten Sie Ihre Haut mit Beta-Carotin!

Beta-Carotinoide werden nur so lange in Vitamin A umgewandelt, wie dieses Vitamin im Körper gebraucht wird. Beta-Carotin kann somit nicht überdosiert werden, und schädliche Veränderungen im

Stoffwechsel entstehen selbst bei sehr hohen Dosierungen nicht. Daher empfiehlt man heute eher die Einnahme von Beta-Carotin als von Vitamin A. Die Einnahme von hohen Dosen Beta-Carotin führt zu einer gelblichen Verfärbung der Haut. Die Verfärbung zeigt, dass Beta-Carotin nicht weiter zu Vitamin A umgewandelt wird, der Körper ist dann ausreichend mit Vitamin A versorgt.

Ich selbst nehme täglich 50 Milligramm oder mehr Beta-Carotin – entsprechend sieht meine Haut aus. In Talkshows wird das immer als »gesunde Bräune« bewundert. Im Unterton schwingt hämisch mit: »Sie waren wohl im Solarium, dabei sollten gerade Sie doch wissen, dass das schädlich ist.« Hierzulande ist die Bräune negativ belegt. Dabei bedeutet doch gerade diese leichte Gelbfärbung der Haut, dass ein Gleichgewicht zwischen Einbau und Abbau besteht, also eine Umwandlung von Beta-Carotin in Vitamin A. Um das zu sehen, braucht man keinen Professor, kein Labor, keine Apparate, das macht man mit den eigenen Augen. In diesem Fall sage ich: Messen überflüssig, die Höchstmenge können Sie auch selbst ermitteln. Genau diese biologische Höchstmenge schützt meine Haut optimal vor der ganz sicherlich schädlichen UVB-Strahlung. Also dem Anteil der Sonnenstrahlung, der durch Zerstörung der Ozonschicht eindeutig zugenommen hat und zu Hautkrebs führt. Durch Beta-Carotin geschützt gelangen nur noch 40 Prozent des schädlichen UVB-Lichtes in die tieferen Hautschichten. Also dorthin, wo es zu Hautkrebs kommen könnte.

Dieser Schutz ist viel, viel stärker und sicherer als all die Chemiepampe, die Sie als Sonnenschutz auf Ihre Haut schmieren können. Haben Sie auf den Plastikflaschen die Zusammensetzung studiert? Es lohnt sich, wenn Sie sich mal richtig gruseln wollen.

Im Fall Beta-Carotin schicke ich Sie nicht zum Apotheker. Sie brauchen lediglich frische Mohrrüben, einen Entsafter und hochwertiges Öl. Wagen Sie einen Selbstversuch – Sie können davon nur profitieren!

Hautkrebs durch Sonnenmilch

Hautkrebs nimmt zu in Deutschland. Er betrifft jetzt schon jährlich 200 000 Menschen. 24 000 davon erkranken sogar am gefährlichen, am schwarzen Hautkrebs, am Melanom. Die restlichen 176 000 am weißen Hautkrebs, am Basaliom. Den schneidet man heraus, und der Mensch ist wieder gesund. Der metastasiert nicht.

Diesen Krebs verdanken wir in erster Linie der gefährlichen UVB-Strahlung. Dem Sonnenbrand. Deshalb cremen wir uns immer intensiver mit einer Sonnenmilch ein. Die meisten Mütter wissen freilich, dass Sonnenmilch selbst mit dem höchsten Lichtschutzfaktor keinen 100-prozentigen Schutz bietet. Ein Teil der UV-Strahlung kommt trotzdem immer durch. Das ist beunruhigend.

Gefahren durch Sonnenschutz

Die wenigsten Mütter wissen, dass Sonnenmilch selbst auch Hautkrebs verursachen kann. Denn die drei enthaltenen UV-Filter namens

- Octylmethoxyceinnamat
- Benzophenon-3
- Octocrylen

produzieren in den Tiefen des Gewebes hochreaktive Sauerstoffverbindungen, die genau wie die Sonnenstrahlen das Erbgut der Zellen schädigen können.

Dann doch lieber Mohrrüben aus dem Entsafter! Wenn dann noch Selen in der richtigen Dosis dazukommt, brauchen Sie keine krebserregende Sonnenmilch.

Wie viel Vitamin A brauchen wir?

Anders als etwa bei Folsäure können Sie es bei Vitamin A durchaus schaffen, den größten Teil Ihrer täglich benötigten Dosis mit frischem Obst und Gemüse zu decken. Möhren stehen dabei ganz oben auf der Liste.

Wenn Ihr Arzt durch eine Blutuntersuchung bei Ihnen einen Vitamin-A-Mangel feststellt, sollten Sie gemeinsam mit ihm allerdings genau nachrechnen. Vor allem, wenn er Ihnen mehrere unterschiedliche Präparate verschreibt, die alle Vitamin A enthalten. Eine Überdosierung sollten Sie tatsächlich vermeiden, sonst riskieren Sie Nebenwirkungen.

Einen Mangel sollten Sie aber genauso vermeiden, denn auch diese Auswirkungen können sehr unangenehm sein.

FOLGENDE SYMPTOME KÖNNEN BEI VITAMIN-A-MANGEL AUFTRETEN:

- Anfälligkeit für Infekte
- eingeschränkter Geruchssinn
- trockene Augen, Nachtblindheit
- Akne
- Wachstumsstörungen bei Kindern und Jugendlichen
- Unfruchtbarkeit, Fehlgeburten
- erhöhtes Krebsrisiko (insbesondere Lunge, Magen-Darm, Prostata)

Besonders gefährdet sind Sie oder Ihre Kinder in folgenden Situationen:

- in den Wachstumsphasen
- bei Stress
- bei Infektionen
- während der Wundheilung nach Operationen

- durch die Einnahme bestimmter Medikamente (cholesterin-senkende Mittel, Abführmittel)
- bei hohem Alkoholkonsum
- durch Störungen der Leber, der Bauchspeicheldrüse oder Gallenblase und eine damit einhergehende verminderte Absorption von Fetten
- wenn Sie rauchen
- bei unzureichender Aufnahme von Vitamin A und Beta-Carotin durch die Nahrung
- außerdem wird bei hellhäutigen Personen Vitamin A im Auge bei starkem Sonnenlicht schneller aufgebraucht
- Diabetiker und Personen mit Schilddrüsenunterfunktion können Beta-Carotinoide schlechter in Vitamin A umwandeln

So viel Vitamin A sollten wir täglich zu uns nehmen

		MÄNNER	FRAUEN*
NORMAL-ERNÄHRUNG	DACH (2000)	3300 I. E.	2600 I. E.
	US AI (1998)	3000 I. E.	2300 I. E.
	Dr. Strunz oder besser (Carotinoide)	3000 I. E. 6–10 mg	3000 I. E. 6–10 mg
ERNÄHRUNGS-MEDIZINISCHER DOSIERUNGS-BEREICH	Pauling (1986)	20000–40000 I. E.	20000–40000 I. E.
	Werbach (1990)	10000–35000 I. E.	10000–35000 I. E.

Mit Ausnahme von schwangeren und stillenden Frauen und Frauen mit Kinderwunsch. Sie sollten nicht mehr als 5000 I. E. pro Tag einnehmen

Vitamin-A-Werte im Blut

Geschlecht	Normalwert	Überdosierung
Männer	425–830 µg/l	1000–20000 µg/l
Frauen	400–700 µg/l	1000–20000 µg/l

So viel Vitamin A steckt in unseren Lebensmitteln

VITAMIN-A-REICHE NAHRUNGSMITTEL	MENGE	I. E.
Rinderleber	100 g	30000
Lebertran	10 g	9000
Eier	1 mittelgroßes	400
Cheddar-Käse	30 g	340
Butter	10 g	200
Vollmilch	100 ml	100

AN BETA-CAROTIN ODER ANDEREN CAROTINOIDEN REICHE NAHRUNGSMITTEL	MENGE	MIKROGRAMM
Süße Kartoffeln	1 große	6000
Karotten	1 große	5520
Honigmelone	1 halbe	1530
Spinat	100 g	1350
Pfirsiche	1 großer	396

Was passiert bei einer Überdosis?

Vitamin A ist ein fettlösliches Vitamin, damit ist eine Überdosierung möglich. Bei einer ausgewogenen Ernährung kommt eine Überdosierung praktisch nicht vor – es sei denn, Sie provozieren eine Vitamin-A-Überdosis gezielt durch den Verzehr rauer Mengen von Leber, Lebertran oder sogar von Robben- und Eisbärenleber. Diese sollen so viel Vitamin A enthalten, dass man sich damit vergiften kann. Doch wo, bitte schön, bekommen Sie in Gütersloh oder Göppingen Eisbären? Also: Keine Sorge, bitte.

Vitamingegner führen gerne das Argument ins Feld, mit Vitaminprä-paraten komme es leicht zu einer Überdosierung von Vitamin A. Ich sage: Ja, das stimmt. Deshalb sprechen Sie Ihre Multivitamindosis ja auch mit Ihrem Arzt ab.

Sollten Sie zu viel Vitamin A erwischt haben, kann es zu Kopf-schmerzen, Knochen- und Gelenkschmerzen, Müdigkeit, Muskel-steifheit kommen. Nach dem Absetzen der Präparate verschwinden diese Symptome aber ganz schnell.

»Gemessen an der Zahl von etwa 1 Million Menschen, die jähr-lich einen Vitamin-A-Mangel entwickeln, zehn bis 15 Prozent auf Dauer erblinden, erscheinen die pro Jahr weltweit beob-achteten etwa 200 Fälle einer Vitamin-A-Hypervitaminose von untergeordneter Bedeutung.«

Professor Klaus Pietrznik, Universität Bonn

Vorsicht ist während der Schwangerschaft geboten: Eine Überdosie-rung von Vitamin A kann zu ganz merkwürdigen Missbildungen des Fötus führen. Beschrieben wurde zum Beispiel das Fehlen eines Oh-res, eines Auges oder eine Spaltung der Lippe. Daher ist die Zufuhr für Schwangere auf 5000 I. E. beschränkt. Allerdings: Ein zu niedri-ger Vitamin-A-Gehalt im Körper ist ebenfalls gefährlich. Schwange-re sollten durch ihre Nahrung oder Nahrungsergänzungsmittel auf eine Zufuhr von 2000 bis 5000 I. E. kommen. Am besten konsultie-ren Sie hierzu einen kundigen Facharzt.

Vitamin D: Calciferol

Was Vitamin D kann

Vitamin D wird im Körper selbst gebildet, aber nur unter der Einwirkung von Sonnenlicht und Wärme. In der Regel reicht es aus, wenn Hände und Gesicht zehn bis 15 Minuten an mehreren Tagen in der Woche die Sonne genießen dürfen. In der Haut reagiert ein Abkömmling des Cholesterins mit der UV-Strahlung, und Vitamin D entsteht. Cholesterin ist bei fast allen Menschen in ausreichenden Mengen vorhanden, es ist die fehlende direkte Einwirkung des Sonnenlichts, besonders in den Wintermonaten, die zu einem Mangel führt.

Weil unser Körper Vitamin D selbst herstellen kann, ist dieser Wirkstoff gar kein wirkliches Vitamin. Doch kann Vitamin D, oder die leicht unterschiedlichen Stoffe, die unter dem Sammelbegriff Vitamin D zusammengefasst werden, auch über die Nahrung aufgenommen werden. Die Konzentration von Vitamin D ist in Fischöl besonders hoch. In den körpereigenen Stoffkreislauf aufgenommen wird das Vitamin D über den Dünndarm. Milch und Fett fördern seine Aufnahme.

Vitamin D selbst ist kein aktives Molekül. Unser Körper aktiviert es ganz unterschiedlich und je nach Bedarf. In der Leber zum Beispiel wird es in eine Form verwandelt, die gespeichert werden kann. In dieser Form wandert es dann in das Fett- und Muskelgewebe. Wird es benötigt, kann es in den Nieren in seine aktive Form umgewandelt werden. Natürlich braucht es dazu auch entsprechende Stoffe, die das Vitamin D durch den Körper transportieren und die speziellen Informationen über benötigtes oder überschüssiges Vitamin D verstehen. Sie sehen – unser Körper ist ein sehr komplexes und faszinierendes Phänomen.

Sorgt für starke Knochen

Vitamin D ist wichtig für den Kalzium- und Phosphatstoffwechsel: Im Dünndarm führt Vitamin D zur Bildung eines Proteins, das wiederum Kalzium binden kann. Dieses Protein hilft der Nahrung, Kalzium zu entziehen und dem Körper zuzuführen. Wenn viel Kalzium vorhanden ist, kann es vermehrt in die Knochen eingebaut werden. So wachsen starke und stabile Knochen.

Bei diesem Prozess ist das Vitamin nochmals beteiligt: Es reguliert den Einbau von Kalzium und Phosphat in die Knochen. Daher ist eine gute Versorgung mit Vitamin D besonders während der starken Wachstumsphasen der Säuglinge entscheidend. Bei einem Mangel in der Wachstumsphase entsteht Rachitis, im Erwachsenenalter fördert ein Vitamin-D-Mangel das Entstehen von Osteoporose.

Als » Sonnenvitamin« umstritten

Zum Thema ist Vitamin D geworden, weil die dunklen Winter hierzulande zu lang sind. Wir haben in der Zeit keine Chance, genug Vitamin D in der Haut zu bilden. Die 2008 publizierte nationale Verzehrsstudie II zeigte denn auch, dass

- 91 Prozent der Frauen und
- 82 Prozent der Männer

nicht ausreichend mit Vitamin D versorgt sind. Denn: Männer nehmen im Schnitt 116 I. E., Frauen nur 88 I. E. Vitamin D zu sich. Sogar die DGE empfahl damals minimal 200 I. E., für Senioren 400 I. E. Und hat den empfohlenen Wert auf 800 I. E. hochgesetzt.

Der Dachverband Osteologie (DVO) empfiehlt zur Vermeidung der Volkskrankheit Osteoporose sogar die Zufuhr von 800–2000 I. E. Vitamin D täglich.

Vitamin D ist wichtig für ein gutes Immunsystem, für die Krebsabwehr, für die Herzgesundheit. Mich fasziniert insbesondere die Entdeckung, dass Vitamin D den Diabetes Typ 1 verhindert.

Und dass Vitamin D Autoimmunkrankheiten verhindert, möglicherweise heilt. Sie haben ja über den Therapieerfolg bei der multiplen Sklerose gelesen. Kämen Sie in meine Praxis, würden Sie feststellen, dass ich bei Rheuma oder bei Hashimoto (Autoimmunkrankheit der Schilddrüse) versuchen würde, Ihnen mit Vitamin D zu helfen. Selbstverständlich mit völlig anderen Dosen. 10 000, ja 15 000 I. E. als Stoßtherapie sind hier völlig normal. Normal, weil wir nicht raten, sondern präzise messen. Und seither weiß ich, dass ich persönlich 5000 bis 6000 I. E. Vitamin D täglich brauche.

Nein, ich übertreibe nicht. Ich präsentiere Ihnen lediglich Forschungsergebnisse, die zeigen, wie wichtig Vitamin D für uns ist. Zum Beispiel mit dieser Studie an 41 000 Patienten. Geteilt in drei Gruppen, je nach dem im Blut gemessenen Vitamin-D-Spiegel.

Dramatische Folgen

Die Patientengruppe mit dem tiefsten Vitamin-D-Spiegel hatte ein

- 80 Prozent höheres Risiko zu sterben
- 54 Prozent höheres Diabetesrisiko
- 40 Prozent höheres Herz-Kreislauf-Risiko
- 72 Prozent höheres Risiko für Nierenversagen
- 26 Prozent höheres Risiko für Depressionen

Die Folgerungen, die praktischen Empfehlungen sind – aus deutscher Sicht – dramatisch zu nennen. Sie erinnern sich: Bei uns wurden Vitamin-D-Empfehlungen von 200 oder 400 I. E. ausgesprochen, die seit April 2012 auf 800 I. E. heraufgesetzt wurden. Professor J. Brent Muhlestein, Kardiologe am Intermountain Medical Center in Salt Lake City (Utah, USA), der diese Studie im Jahr 2010 beim amerikanischen Kardiologenkongress in Atlanta präsentierte, empfiehlt jetzt eine tägliche Dosis von 1000 bis 5000 I. E. von Vitamin D, um den notwendigen Blutspiegel zu erreichen.

Ab in die Sonne!

Es ist paradox: Wir wissen, dass wir das Sonnenlicht brauchen, um genug Vitamin D bilden zu können. Gleichzeitig haben wir panische Angst vor der Sonne. Wir könnten ja Hautkrebs bekommen! Den gefährlichen, den schwarzen Hautkrebs. Wenn der metastasiert, gibt es kaum noch Möglichkeiten. Deshalb sollte man dunkle Pigmentflecken tatsächlich immer einmal vom Hautarzt anschauen lassen (Stichworte: wächst, juckt, blutet …).

Wie Sie ein solches Melanom verhindern können? Indem Sie in die Sonne gehen! Inzwischen gibt es drei Metaanalysen mit insgesamt 60 Studien, die übereinstimmend bestätigen: Regelmäßige Sonnenbestrahlung erhöht das Melanomrisiko nicht, sondern senkt es sogar. Besonders gut konnte man das an amerikanischen Marinesoldaten beobachten, die unter Deck arbeiteten und dort mehr Melanom bekamen als die Kollegen oben in der Sonne (Gandini et al. Eur J Cancer 2005; 41:45–60).

Mehr noch: Verschiedene Untersuchungen lassen den Schluss zu, dass die Verwendung von Sonnenschutzmitteln das Melanomrisiko erhöht. Das sind vor allem die Mittel, die das (gefährliche) UVB blocken, aber das (ungefährliche, im Sonnenstudio zugelassene) UVA durchlassen. Die UVB-Blockung unterbindet möglicherweise die entscheidende Synthese von Vitamin D! Also die Produktion von genau dem Vitamin, das die Haut direkt vor dem Melanom schützt (siehe Ann Epidemiol 2007; 17: 956–63 und Cancer 2008; 113: 2398). Nach heutigem Wissen ist also wieder einmal ein Vitamin entscheidend. Also genau das, von dem Sie »sowieso genug haben«, wenn Sie der deutschen Presse und den Verlautbarungen der DGE Glauben schenken.

Vitamin D hilft auch gegen Erkältung

Wurden Sie von Ihrer Mutter, Ihrer Oma jeden Tag »an die frische Luft« geschickt? Egal, bei welchem Wetter? Recht hatten sie. Denn Vitamin D, das Sonnenvitamin, scheint ein natürliches Antibiotikum zu sein. Wie das funktioniert, zeigt eine US-Studie, bei der sich die Forscher die Mühe gemacht haben, die Blutwerte von 19 000 Menschen zu messen. Resultat: Menschen mit hohen Vitamin-D-Spiegeln über 30 Nanogramm pro Milliliter waren zu einem Drittel seltener erkältet als jene mit Werten unter zehn Nanogramm pro Milliliter.

Was lernen wir daraus? Dass man Vitaminspiegel bitte erst misst, bevor man Vitamine einnimmt. Vielleicht braucht man sie ja gar nicht. Im Fall von Vitamin D freilich bestätigt meine tägliche Praxis, dass etwa drei Viertel der Deutschen zu wenig Vitamin D haben. Das entspricht genau dem Wert, den das Robert-Koch-Institut in Berlin ermittelt hat.

Auch über Asthmatiker sagt uns die Studie etwas: Asthmatiker sind ja noch empfindlicher, noch anfälliger. Vitamin D hilft vor allem ihnen: »War Vitamin D unter zehn Nanogramm pro Milliliter, berichteten die Asthmatiker zu 59 Prozent von einer kürzlichen Erkältung. Lag die Vitamin-D-Einnahme über 30 Nanogramm pro Milliliter, also im Normbereich, bekamen nur 22 Prozent eine Erkältung.«

Haben Sie oder hat Ihr Kind Asthma? Dann wissen Sie jetzt, was Sie in Zukunft tun können, um sich in der Grippezeit ein bisschen besser zu schützen.

Und gegen Viren

Sie wissen, dass wir gegen Viren bisher praktisch nichts in der Hand hatten? Und dass wir permanent mit Viren in Kontakt kommen? Dann freuen Sie sich über eine neue Abwehrmöglichkeit, die von zwei israelischen Forschungsteams unabhängig voneinander ans Licht gebracht wurden. Konkret: Vitamin D ist wirksam gegen

- Hepatitis C, also ein Virus, und
- gegen Leberzirrhose.

Die eine Forschungsgruppe hat menschliche Zellen im Labor untersucht, die andere Lebergewebe bei der Ratte. Und herausgefunden, dass Vitamin D ganz allgemein die Aktivität von Viren, besonders das Hepatitis-C-Virus stoppt.

Die andere Forschergruppe zeigte, dass Vitamin D in der Leberzelle das Immunsystem so sehr aktivieren kann, dass das Virus unterdrückt wird. Man erklärt die Wirkung durch Stimulation von natürlichem Interferon (Interferon kann auch gespritzt werden).

Nun wird Sie, lieber Leser, weder Hepatitis C noch Leberzirrhose wirklich interessieren. Sie laufen lieber. Einverstanden. Aber mitnehmen dürfen wir, dass Vitamin D hochaktiv gegen Viren ganz allgemein wirkt.

Wirksame Waffe gegen Krebs

Wenn wir Vitamin D hören, denken wir immer gleich an Knochen (Rachitis) und an die Sonne (Sonnenvitamin). Warum eigentlich nicht an die starke Anti-Krebs-Wirkung? Sie erinnern sich: Vitamin A kann bis in die Krebszellen vordringen und dort Krebszellen umprogrammieren zu normalen Zellen. Das kann Vitamin D auch. Und das kann sonst überhaupt kein Vitamin.

Eine sehr lange Liste von Studien, darunter viele Großstudien, beweist die Anti-Krebs-Wirkung von Vitamin D. Das gilt für Dickdarmkrebs, für Brustkrebs, für Pankreaskrebs.

Beim Jahreskongress 2010 der amerikanischen Krebsgesellschaft (American Association for Cancer Research) wurde eine Studie an 744 Frauen präsentiert, aus der hervorging, dass das Brustkrebsrisiko massiv gesenkt werden kann:

- zu 40 Prozent mit Kalzium
- zu 30 Prozent mit Multivitaminen

Der Grund: Die Wirkstoffe erhöhen die »DNA repair capacity«. Sie aktivieren also den biologischen Prozess, mit dem die Zellen beschädigte DNA (das sind Ihre Gene) reparieren. Beschädigte DNA, die sonst Krebs verursachen würde. Die Überwachung der Reparaturkapazität ist eine ganz neue Methode, mit der sich ein Brustkrebsrisiko generell überwachen lässt.

Übrigens zeigte eine andere Studie aus dem Jahr 2007, dass Frauen durch die Einnahme von Kalzium und Vitamin D ihr Brustkrebsrisiko um sensationelle 60 Prozent senken konnten (Am J Clin Nutr vom Juni 2007).

Was folgern wir daraus? Vor allem Frauen sollten Ihr Blut regelmäßig testen lassen und mit Multivitaminen gezielt gegen eine mögliche Unterversorgung vorgehen. Männer natürlich auch: Vor allem im Hinblick darauf, Ihr Risiko für Darmkrebs oder Prostatakrebs mit intelligenter Einnahme von Nahrungsergänzungsmitteln zu verhindern oder zu minimieren. (Dass Sie sich auch viel bewegen, setze ich voraus.)

Hilfe bei der Darmerkrankung Morbus Crohn

Der Darm ist eine endlose Geschichte. Er ist nicht nur anfällig für Krebs. Er beschert uns auch Krankheiten wie Morbus Crohn, die wir noch gar nicht richtig verstanden haben. Morbus Crohn ist eine in den sonnenärmeren Ländern häufige Darmentzündung. Sehr unangenehm, weil u. a. mit blutigen Durchfällen verbunden. Und da wir die Ursache nicht kennen, auch nur schwer zu behandeln.

Wie viele junge Menschen habe ich an der Universität Erlangen trotz Cortison, trotz Chemotherapie darunter leiden sehen. Jetzt scheint Hilfe zu kommen. Nicht aus der Pharmaindustrie, sondern aus der Genforschung. Professor John White, ein Endokrinologe an der Universität Montreal, beschrieb im Jahr 2010, dass Vitamin D zwei Gene aktiviert:

- BETA-defensin 2 sowie
- NOD2

Beide Gene sind in der Wand des Darmes aktiv. Beide bekämpfen Bakterien, die die Darmwand durchdringen wollen. Genau dieses Eindringen wird von Vitamin D verhindert. Wir lernen gerade etwas über ein zweites Immunsystem an den Trennwänden im Körper (Lunge, Darm), welches das Eindringen von Erregern verhindert, bevor diese dann im Körper Entzündungen und autoimmune Prozesse anstoßen.

Kurz und gut: Vitamin D kann die Heilung von Morbus Crohn, wie auch anderer entzündlicher Darmerkrankungen, fördern. Das zeigt mir einmal mehr: Vitamine können stärker sein als jedes Arzneimittel.

Vitamin D sorgt für gesunde Gefäße

Im April 2008 besuchte mich ein fit wirkender, hochintelligenter Kopfarbeiter und Geschäftsmann in meiner Praxis. Er hatte einen Herzinfarkt samt Bypass-Operation überstanden. Eine Gefäßoperation im rechten Bein wegen Gefäßverschluss. Eine Gefäßoperation im linken Bein wegen Gefäßverschluss. Und hatte erneut furchtbare Schmerzen im Bein nach einer Gehstrecke von nur 100 Metern. »Warum ich?«, fragte er mich. Die Antwort seiner vielen, vielen Ärzte und Operateure war, wie so oft, ein Schulterzucken. »Wissen wir nicht. Wir können nichts wesentlich Falsches in Ihrem Blut messen. Wir sehen nichts Falsches an Ihrer Lebensweise.«

Im gleichen Monat wurde eine Studie aus Atlanta, USA, veröffentlicht. Die etwas ganz anderes als Schulterzucken zu bieten hatte. Sie zeigte, dass Menschen mit einem niedrigen Vitamin-D-Gehalt im Blut ein 64-prozentig höheres Risiko haben, einen Gefäßverschluss der Beine zu erleiden.

Also noch einmal: Der Mensch leidet. Ist verzweifelt. Fürchtet, was noch auf ihn zukommen könnte. Die Universitätsmedizin zuckt mit der Schulter. Die medizinische Wissenschaft dagegen hat gesucht und gefunden: Vitamin D.

Und für ein starkes Herz

Die Sensation der *American Heart Association's Scientific Conference* im Jahr 2009 war eine kleine Vitaminstudie zum Thema Vitamin D und Herzinfarkt. Deswegen so besonders schön, weil hier gemessen wurde. An 27 686 Patienten. Diese wurden in drei Gruppen eingeteilt: unter 15 Nanogramm pro Milliliter, von 15–30 und

221

dann über 30 Nanogramm pro Milliliter Vitamin D im Blut. Der Normalbereich liegt laut heutigem Wissen bei 40–80 Nanogramm pro Milliliter.

Fazit: Die Teilnehmer mit dem tiefsten Vitamin-D-Spiegel hatten

- 78 Prozent mehr Schlaganfälle
- 45 Prozent mehr Herzkranzgefäßverkalkung
- 77 Prozent mehr Todesfälle

Für mich sind das dramatische Zahlen, die ich so noch nie gelesen habe. Vor allem deshalb, weil ich in meiner Praxis täglich Vitamin-D-Werte unter 15 Nanogramm pro Liter Blut messe. Bei Menschen, die sich mit ihrer Ernährung redlich Mühe geben. Und trotzdem nicht sehr weit kommen. Weil es hierzulande eben wenig Sonne gibt. Und weil wir Fischöl nicht so gerne essen.

Ich persönlich tue etwas gegen diesen Mangel. Ich nehme 4000 I. E. täglich. Und messe und habe positive Resultate.

Weniger Diabetes Typ 1 durch Vitamin D

Finnland hat weltweit das höchste Vorkommen an Diabetes Typ 1. Kinder, die schon ab frühester Jugend Insulin spritzen müssen. Schlimm.

Warum? Eine Erklärung finden Sie in einer Studie aus dem Jahr 2001. Forscher haben schon im Jahr 1966 fast alle in diesem Jahr geborenen Kinder erfasst (10 366 von 12 058). Und haben die damaligen Ergebnisse 31 Jahre später (31 Jahre!) noch einmal unter die Lupe genommen. Das verblüffende Resultat: Hatten die Kinder im ersten Lebensjahr Vitamin D zusätzlich bekommen, hatten sie über 80 Prozent weniger Diabetes Typ 1 (Lancet 2001, 358 (9292)).

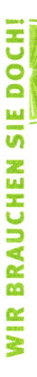

Zufall? Nein, nicht bei dieser großen Fallzahl. Trotzdem: In den letzten vier Jahrzehnten hat Diabetes Typ 1 in Finnland stetig zugenommen. Die Zufuhrempfehlung für Vitamin D wurde nämlich reduziert:

- 1964 von 4000 I. E. auf 2000 I. E.
- 1975 von 2000 I. E. auf 1000 I. E. und
- 1992 von 1000 I. E. auf 400 I. E.

Macht Sie das nachdenklich? Mich sehr.

Lindert multiple Sklerose (MS)

Längst bekannt war aus Großstudien, dass MS in Ländern mit mehr Sonne weniger häufig auftritt. Und dass Menschen, deren Mütter in der Schwangerschaft oder die selbst als Kinder mehr Vitamin D im Blut hatten, ein geringeres Risiko in sich trugen, an multipler Sklerose zu erkranken.

Professor Bruce Taylor, Royal Hobart Hospital (Australien), hat im Jahr 2010 Zahlen von 145 MS-Patienten veröffentlicht. Er berichtet: »Je höher der Vitamin-D-Spiegel im Blut, desto weniger häufig traten neue Schübe auf. Genauer: Für jeweils zehn Nanomol Zuwachs an Vitamin D fiel das Risiko eines erneuten MS-Schubes um zehn Prozent. Wurde der Vitamin-D-Spiegel im Blut verdoppelt, halbierte sich das Risiko für einen Rückfall.«

2012 erschien eine weitere Studie zur positiven Wirkung von Vitamin D auf MS. Die Studie lief zwölf Monate lang. Ergebnis: Der Ausbruch von MS wurde zu 68,4 Prozent verhindert. Aber nur, wenn mit der richtigen Dosierung gearbeitet wurde. In diesem Fall: 50 000 I. E. Vitamin D pro Woche. Das heißt: 7000 I. E. Vitamin D pro Tag. (Zum Vergleich: Die Deutsche Gesellschaft für Ernährung (DGE) empfiehlt 800 I. E.)

Eine gute Nachricht! Nicht nur für die vielen Patienten, die unter dem schrecklichen Kribbeln in Armen und Beinen und unter fortschreitenden Lähmungen leiden. Sondern auch für alle, die sich über jede Studie freuen, die unterstreicht: Vitamine aus der Natur sind genauso wirksam gegen unsere schlimmsten Krankheiten wie Medikamente aus der pharmazeutischen Industrie. Manchmal sogar viel wirksamer.

Wie viel brauchen wir?

Umso schlimmer, dass wir hier in Deutschland eine dermaßen schlechte Versorgung mit Vitamin D verzeichnen müssen. Die großen Studien, die regelmäßig über einen Mangel berichten (zum Beispiel die *Nationale Verzehrsstudie NVZ II*) werden immer wieder durch kleinere Studien bestätigt, deren Ergebnisse manchmal noch dramatischer ausfallen. So hat Professor Dr. Clemens Kunz von der Universität Gießen den Vitamin-D-Gehalt im Nabelschnurblut und bei Schwangeren gemessen – und einen Mangel gefunden bei

- 90 Prozent der Frauen und
- 88 Prozent der Säuglinge!

Das heißt praktisch bei allen. Dieser Mangel könne zu akuten Infektionen, zu Osteoporose, zu Frühgeburten und zu schlechter Gehirnentwicklung führen, sagt Professor Kunz. Seine Schlussfolgerung als verantwortlicher Arzt: »Zunächst sind jedoch die Behörden gefordert, die Zufuhrempfehlungen zu erhöhen.«
Als Arzt bin ich persönlich verantwortlich. Ich messe, und dann verordne ich die korrekte Menge der einzelnen Vitamine. Bei Vitamin D ist die Messung besonders wichtig: Wenn Sie viel Fisch essen und

sich viel im Freien bewegen, haben Sie im Idealfall so viel Vitamin D im Blut, dass Sie kaum noch eine Nahrungsergänzung brauchen. Diesen Fall erlebe ich leider nur sehr selten. Besonders alarmiert bin ich bei folgenden Umständen:

- ungenügende Sonnenbestrahlung in nördlichen Regionen und im Winter
- in den Wachstumsphasen bei Kindern und Jugendlichen
- im Alter
- bei vegetarischer Ernährung
- bei mangelnder Aufnahme von Fetten aus der Nahrung
- bei chronischem Nierenleiden

Praktisch also immer.

FOLGENDE SYMPTOME KÖNNEN BEI VITAMIN-D-MANGEL AUFTRETEN:

- Anfälligkeit für Infekte
- Unruhe und Krämpfe (ausgelöst durch Kalziummangel)
- Rachitis bei Kindern (schiefe Zähne, krumme Beine, krumme Wirbelsäule)
- Knochenbrüche
- Muskelschmerzen und Muskelschwäche
- erhöhte Anfälligkeit für Krebs
- erhöhte Anfälligkeit für Herz-Kreislauf-Erkrankungen
- erhöhte Anfälligkeit für Diabetes 2

		MÄNNER	FRAUEN*
NORMAL-ERNÄHRUNG	DACH (2012)	20 µg ≙ 800 I. E.	20 µg ≙ 800 I. E.
	USA (1998)	5–15 µg ≙ 200–600 I. E.	5–15 µg ≙ 200–600 I. E.
	Dr. Strunz	50–100 µg ≙ 2000–4000 I. E.	50–100 µg ≙ 2000–4000 I. E.
ERNÄHRUNGS-MEDIZINISCHER DOSIERUNGS-BEREICH	Werbach (2012)	20 µg ≙ 800 I. E.	20 µg ≙ 800 I. E.

Mit Ausnahme von schwangeren und stillenden Frauen, sie benötigen 10 Mikrogramm pro Tag

Neue Werte für Vitamin D

- Im April 2012 wurde der DACH-Richtwert offiziell von 200 I. E. auf 800 I. E. heraufgesetzt.

- Doch dieser Wert ist inoffiziell auch schon wieder überholt. Heute wird in der Medizin mit 1000 bis 5000 I. E. gearbeitet.

- Die European Food Safety Authority (EFSA) hat den Wert auf 100 Mikrogramm festgelegt, das entspricht 4000 I. E.

- Zum Vergleich: Ein zehnminütiges Sonnenbad bringt 10 000 I. E.

So viel Vitamin D steckt in unseren Lebensmitteln

VITAMIN-D-REICHE NAHRUNGSMITTEL	MENGE	MIKROGRAMM
Lachs	100 g	16,0
Thunfisch	100 g	5,0
Hühnerei	1 mittelgroßes	1,0
Kalbsleber	100 g	1,0
Hartkäse	30 g	0,33
Butter	10 g	0,1

Normalwerte im Blut

Vitamin D_3 der Leber: 25-Hydroxy-Vitamin-D_3 für Frauen und Männer sowie Kinder. Normalwert im Sommer: 50–300 nmol/l; Normalwert im Winter: 25–125 nmol/l.

Vitamin D_3 der Nieren: 1,25-Dihydroxy-Vitamin-D_3 im Sommer und im Winter. Normalwert Erwachsene: 75–175 pmol/l; Normalwert Kinder: 100–250 pmol/l.

Was passiert bei einer Überdosis?

Wegen seiner pharmakologischen Eigenschaften (das heißt: wegen seiner Wirksamkeit als Medikament) kann eine Überdosis an Vitamin D durchaus zu unerwünschten Nebenwirkungen führen – es kann sogar tödlich wirken.

Deshalb ist es ja sinnvoll, dass Sie nicht einfach auf gut Glück Vitamine einnehmen, sondern nur in Absprache mit Ihrem Arzt! Grundsätzlich kann eine Arbeit mit hohen Vitamin-D-Dosen bei Erwachsenen sinnvoll sein. Zum Beispiel, wenn es um Periodenschmerzen geht, unter denen die Hälfte aller Frauen leidet.

Nach heutigem Wissen entsteht dieser Schmerz durch viel zu viele Prostaglandine, die wiederum aus Omega-6-Fetten entstehen. Prostaglandine bedeuten Entzündung. Wie könnte man Entzündungen stoppen? Richtig: mit Vitamin D. Weil es die Aktivität von Prostaglandinen stoppt. Das weiß die Biochemie. Also hat man Vitamin D getestet. Wissen Sie, wie?

Frauen mit Periodenschmerzen bekamen 300 000 I. E. Vitamin D. Noch einmal: 300 000! Diese hohe Dosis wurde übrigens nur einmal geschluckt.

Ergebnis: 41 Prozent der Frauen hatten weniger Schmerzen; sogar 76 Prozent weniger, wenn man nur die mit den stärksten Schmerzen berücksichtigte. Das war also ein voller Erfolg. Mit einer Überdosis. Sie wissen, dass die Deutsche Gesellschaft für Ernährung uns derzeit, ganz neu, 800 I. E. empfiehlt.

Vitamin K: Phyllochinon

Was Vitamin K kann

Zu der Gruppe des Vitamins K gehören hauptsächlich vier Stoffe natürlichen und synthetischen Ursprungs. Daneben gibt es noch einmal etwa 100 verschiedene Verbindungen, die Vitamin-K-ähnliche Wirkungen im Organismus zeigen.

Für uns wichtig sind vier Stoffe: das größtenteils in Pflanzen vorkommende Vitamin K_1 (Phyllochinon) und das von Bakterien (auch von Bakterien der Darmflora des Menschen) gebildete Vitamin K_2 (Menachion) sowie die synthetisch hergestellten Verbindungen Vitamin K_3 (Menadion) und Vitamin K_4 (reduziertes Vitamin K_3). Auch bei der Speicherung im Körper unterscheiden sich die natürlichen und synthetischen Verbindungen. Das natürliche Vitamin K wird in der Leber, den Nebennieren, den Nieren, der Lunge und dem Knochenmark gespeichert, die synthetischen Formen verteilen sich rascher im gesamten Körper und werden schneller wieder ausgeschieden.

Vitamin K als Gerinnungshemmer

Eine der bekanntesten und wichtigsten Funktionen des Vitamins K ist die Beteiligung an der Synthese der Gerinnungsfaktoren im Blut. Nur mit diesen Gerinnungsfaktoren kann der Körper Blutungen stoppen. Daher neigen auch Menschen mit einem Vitamin-A-Mangel zu heftigen Blutergüssen. Sie entstehen unter nur geringem Einfluss, und sie breiten sich stark aus. Die Blutung im Gewebe kann nicht so schnell wieder gestoppt werden wie bei Personen mit einem normalen Vitamin-K-Spiegel.

Bedeutend ist das Vitamin K auch für die Bildung von Enzymen, die für die Einlagerung von Kalzium in die Knochen verantwortlich ist. Darüber hinaus wirkt Vitamin K als Antioxidans und ist an der Synthese des Matrix-Gla-Proteins beteiligt, das Bestandteil gesunder Blutgefäße ist. Ein Vitamin-K-Mangel wird außerdem in Zusammenhang mit einem erhöhten Risiko für Arteriosklerose gebracht.

Stemmt sich gegen den Blutkrebs

Vitamin K verhindert Blutkrebs – das hat die Mayo Clinic, Florida, im Jahr 2010 auf dem Jahreskongress der Amerikanischen Krebsgesellschaft berichtet. Eine ziemlich aufregende wissenschaftliche Entdeckung. Sie betrifft das Non-Hodgkin-Lymphom, die häufigste hämatologische Erkrankung in den USA.

An 1610 Patienten wurde gezeigt, dass die Menschen mit dem höchsten Vitamin-K-Verzehr (über die Nahrung) im Vergleich zu den Menschen mit dem geringsten Vitamin-K-Verzehr ein 45 Prozent geringeres Krebsrisiko hatten. Dabei wurden die Faktoren Alter, Geschlecht, sogar Erziehung, Übergewicht, Rauchen und Alkohol statistisch sehr genau berücksichtigt.

Vitamin K war bisher bekannt im Zusammenhang mit der Blutgerinnung. Jetzt lernen wir, dass es auch Entzündungsstoffe im Blut (Zytokine) unterdrückt und sogar direkt in den Zyklus eingreift, der zum Zelltod führt. Vitamin K – wie wohl jedes Vitamin – hat eben eine vielfältige Bedeutung. Für das Leben. Wie bereits gesagt: Vita ist lateinisch und heißt Leben!

Fazit: Wir verstehen immer besser, wie wichtig Vitamine sind. Vor allem im Zusammenhang mit Krebs. Hier sind Vitamine oft viel stärker als Pharmamedikamente. Was sie zu einem Streitfall ohnegleichen macht.

Vitamin K sorgt für starke Knochen

Osteoporose ist eine Volkskrankheit. Bei Millionen Deutschen nachweisbar. Und natürlich gibt es außer guten Ratschlägen (Sie wissen schon: »Beweg dich!«) auch gute und teure Tabletten der Pharmaindustrie. Doch auch bei der Osteoporose ist die Natur sehr viel wirksamer als jedes chemische Präparat. In einer neuesten Sammelstudie finden wir den Beweis, dass Vitamin K nicht nur die Osteoporose, sondern sogar die schlimmen Folgen, nämlich Frakturen des Knochens verhindert, und zwar:

- 60 Prozent der Wirbel
- 77 Prozent der Hüftgelenke
- 81 Prozent übrige

Das klingt sensationell für alle Betroffenen. Denn diese Erfolgsquoten schafft die Pharmaindustrie eher nicht (Arch Intern Med. 2006; 166 (12)).

Wie viel brauchen wir?

Ein Vitamin-K-Mangel kann besonders bei Säuglingen auftreten, die ausschließlich Muttermilch bekommen. Die Muttermilch enthält sehr wenig Vitamin K, und die Darmflora der Säuglinge ist zumeist noch nicht so weit entwickelt, dass Bakterien die Bildung von Vitamin K übernehmen können. Es wird deshalb empfohlen, Neugeborenen am ersten Lebenstag, einmal zwischen dem dritten und zehnten Lebenstag und einmal zwischen der vierten und sechsten Lebenswoche jeweils ein Milligramm Vitamin K zu geben. Deutsche Entbindungskliniken führen diese Vitamin-K-Gabe routinemäßig durch.

Ein Mangel bei Erwachsenen tritt selten auf. Meistens sind es Erkrankungen der Leber, die Einnahme von Medikamenten zur Thrombosevorbeugung sowie eine geschädigte Darmflora nach einer Einnahme von Antibiotika über einen längeren Zeitraum oder ein hoher Alkoholkonsum, die zu einem Vitamin-K-Mangel führen.

FOLGENDE SYMPTOME KÖNNEN BEI VITAMIN-K-MANGEL AUFTRETEN:

- lang dauernde Blutungen nach Verletzungen
- Neigung zu starken »blauen Flecken«
- bei Frauen: starke Regelblutungen
- Neigung zu Nasenbluten

So viel Vitamin K_1 sollten wir täglich zu uns nehmen

		MÄNNER	FRAUEN
NORMAL-ERNÄHRUNG	DACH (2000)	70–80 µg	60–65 µg
	US AI (1998)	120 µg	90 µg
	Dr. Strunz	100–200 µg	100–200 µg
ERNÄHRUNGS-MEDIZINISCHER DOSIERUNGS-BEREICH	Pauling (1986)	60–100 µg	60–100 µg
	Werbach (1990)	30–100 µg	30–100 µg

Normalwerte im Blut

Die Angaben reichen von 0,09–2,12 Mikrogramm pro Liter. Es liegen noch relativ wenige Studien hierzu vor; es ist davon auszugehen, dass die bisher geltenden Normalwerte sich in den nächsten Jahren verändern werden.

So viel Vitamin K steckt in unseren Lebensmitteln

VITAMIN-K-REICHE NAHRUNGSMITTEL	MENGE	MIKROGRAMM
Sauerkraut, Rosenkohl	100 g	1500
Hühnerfleisch	100 g	500
Spinat	100 g	415
Brokkoli	100 g	175
Grünkohl	100 g	125
Rinderleber	100 g	92
Möhren	100 g	65

Was passiert bei einer Überdosis?

Eine Überdosierung mit Vitamin K_1 und K_2 ist nicht möglich, da diese Substanzen selbst in sehr hohen Dosen nicht schädlich wirken. Das synthetische K_3 hingegen führt bei einer Überdosierung zu Erbrechen und schockähnlichen Zuständen.

Vitamine
schenken Leben

WIR MENSCHEN SIND MERKWÜRDIGE LEBEWESEN. Wir haben uns
von der Natur entfernt. Wir haben uns abgeseilt.
Vor einer Million Jahren waren wir noch Teil der Natur. Von Schimpansen nicht zu unterscheiden. Wir sind fröhlich herumgeturnt,
haben gegessen, geschlafen, geliebt und haben uns relativ wenig
um Aktienkurse, Kündigungsschutz, Scheidungsprobleme und
höchst selten um Krebs, Herzinfarkt, Schlaganfall und Demenz
gekümmert.

Wir sind aus der Balance geraten

Unsere Blutwerte waren sicherlich vergleichbar mit denen unserer
Artverwandten, den Schimpansen. Sind es jetzt nicht mehr. Viele
Blutwerte haben sich erhöht, andere sind unter ein gesundes
Niveau gesunken. Aus der Balance geraten.
Angestiegen sind zweifellos Drohwerte wie Cholesterin, Triglyce-
ride, Blutzucker, Harnsäure, Leberwerte, Homocystein, Lipoprotein,
Cortisol. Abgesunken sind all die essenziellen, also lebensnotwen-
digen Frohwerte wie essenzielle Fettsäuren, Aminosäuren, Mineralien, Spurenelemente, vor allem aber: Vitamine.
Genau über diese Stoffe schreibe ich und spreche ich täglich. Weil
ich Ihnen zeigen möchte, dass Sie allein durch die Normalisierung
dieser Werte viel für die Verbesserung Ihrer Gesundheit tun können
oder dass Sie gesund bleiben.

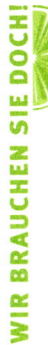

Dabei ist folgender Punkt wichtig: Brechen Sie nach der Lektüre dieses Buches *bitte nicht* Hals über Kopf Ihre »schulmedizinischen« Behandlungen ab, um nur noch auf Vitamine zu setzen. Die orthomolekulare Medizin – also die Therapie mithilfe von Vitaminen, Mineralstoffen, Spurenelementen, Aminosäuren und essenziellen Fettsäuren – versteht sich nicht als absolute Alternative zur Schulmedizin. Die orthomolekulare Medizin unterstützt die Schulmedizin, im Idealfall arbeitet sie Hand in Hand mit ihr zusammen.

Dazu ein Beispiel: Wenn bei Ihnen ein bösartiger Tumor entdeckt wurde, muss dieser natürlich durch eine Operation beseitigt werden. So schnell wie möglich. Ohne die geht es nicht. Und erst dann greifen weitere Therapien, zu denen meiner Ansicht nach unbedingt eine Behandlung mit sehr hoch dosierten Vitamin-C-Infusionen gehören sollte.

Wenn Sie sehr nervös oder depressiv sind, kann ein Vitaminmangel dahinterstecken. Es muss aber nicht so sein. Gerade bei Depressionen ist eine sorgfältige und umfassende Therapie notwendig, sonst kann ein betroffener Patient in Not geraten. Eine Behandlung mit Vitaminen kann hier ergänzend sinnvoll sein. Aber nicht als Ersatz einer klassischen Therapie.

> »Wenn auch die Supplementierung mit Vitaminen zur Prävention chronischer Erkrankungen nur mit einer gewissen Wahrscheinlichkeit zum Ziel führt, wäre es doch falsch, Wahrscheinlichkeiten nicht zu nutzen und stattdessen auf Gewissheiten zu warten. Auch Sicherheitsgurte und Airbags schützen nur mit einer gewissen Wahrscheinlichkeit vor Verletzungen und Tod. Dennoch würde kein vernünftiger Mensch darauf verzichten.«
>
> *Prof. em. Dr. Klaus Pietrzik, Universität Bonn*

Mangel – sind Sie betroffen?

OB SIE UNTER EINEM VITAMINMANGEL leiden oder nicht, lässt sich nicht so leicht feststellen. Mangelerscheinungen zeigen sich leider nicht so eindeutig wie ein Loch im Zahn. Oft fehlen Ihnen auch mehrere Vitamine, sodass man einzelne Symptome nicht klar voneinander abgrenzen kann. Und bei manchen Symptomen ist es auch schwer zu sagen, ob sie etwas mit Ihrem Temperament oder Ihrer Laune (Reizbarkeit, Stimmungsschwankungen) zu tun haben – oder doch auf einen Mangel an bestimmten Vitaminen zurückzuführen sind. Klarheit kann nur eine genaue Blutmessung bringen.

Wenn Sie an sich selbst folgende Symptome beobachten, sollten Sie sich untersuchen lassen:

- Anfälligkeit für Infekte
- Reizbarkeit, Aggressivität
- Stimmungsschwankungen bis hin zu Depressionen
- Schwierigkeiten beim Lernen oder Erinnern
- Kopfschmerzen, Migräne
- Nervenschmerzen
- Muskelkrämpfe
- Augenprobleme (Lichtempfindlichkeit, Nachtblindheit, tränende Augen, Eintrübung der Augenlinse)
- Schlaflosigkeit und permanente Müdigkeit

- mangelnder Appetit und Magen-Darm-Probleme
- rote, rissige Haut – eventuell auch veränderte Schleimhäute (Zunge, Zahnfleisch)
- schlecht heilende Wunden

Das gilt vor allem dann, wenn Sie zu den typischen Risikogruppen gehören, die besonders anfällig für Vitaminmangel sind:

- Sie sind schwanger
- Sie haben gerade eine (oder mehrere) Schwangerschaften hinter sich
- Sie stillen
- Sie unterziehen sich aktuell oder regelmäßig Abmagerungskuren oder sind magersüchtig
- Sie nehmen regelmäßig Medikamente (auch die »Pille«, Aspirin)
- Sie treiben Leistungssport
- Sie stehen permanent unter starkem Stress
- Sie sind strenger Vegetarier oder Veganer
- Sie haben eine starke Abneigung gegen bestimmte Lebensmittel (z. B. Obst, Gemüse)
- Sie ernähren sich hauptsächlich von Kantinenessen oder von Fastfood
- Sie werden parenteral ernährt (künstliche Ernährung über eine Infusion)
- Sie leiden unter Lebensmittelunverträglichkeiten
- Sie sind Diabetiker
- Sie sind Alzheimer-Patient
- Sie haben Aids
- Sie haben Krebs

- Sie kommen wenig an die Sonne oder haben eine extrem sonnenempfindliche Haut
- Sie leiden unter chronischen Magen-Darm-Problemen
- Sie leiden unter einer Herz-Kreislauf-Erkrankung
- Sie trinken regelmäßig viel Alkohol
- Sie rauchen
- Sie sind über 65 Jahre alt

Die Dosis neu bedenken

Orthomolekulare Medizin funktioniert nicht mit den Empfehlungen der Deutschen Gesellschaft für Ernährung (DGE). Also mit den Empfehlungen, die Sie überall finden können. Diese sind – und zwar korrekt! –anders definiert. Die DGE empfiehlt Mindestzufuhrmengen für den Fall, dass Sie ein völlig gesunder, entspannter, nicht gestresster, nicht zu junger, nicht zu alter Nichtraucher und nicht schwanger sind. Also ein ganz unmöglicher Idealzustand. Und selbst für diesen Idealzustand werden von der DGE nur Minimalmengen angegeben.

Wenn Sie heute Ihr Leben ändern wollen, wenn Sie mehr Energie haben und Lebensfreude erleben möchten durch diese unerlässlichen Stoffe, dann sollten Sie neu nachdenken über die tägliche Zufuhr. Die liegt dann vielleicht doppelt oder zehnmal so hoch wie die von der DGE empfohlenen Mengen. Wenn Sie dann nach vier oder acht oder zwölf Wochen hoch dosierter Vitaminwiedergutmachung ausgeglichene Werte haben, kann auch eine niedrigere Dosis ausreichen. Das wird sich zeigen. Wenn Sie präzise messen lassen.

Sie fragen sich: Wer kann mein Blut messen?

Ihr Hausarzt ist für Sie da. Theoretisch kann jeder Arzt die Messung in einem speziellen Labor durchführen lassen und Sie beraten. Ich selbst arbeite seit Jahren mit ausgewählten Laboren zusammen, die qualitativ hervorragende Analyseergebnisse bringen.

Bewährt hat sich folgender Zeitplan: Sie lassen Ihre Werte messen. Aufgrund der Analyse bekommen Sie von Ihrem Arzt einen Vorschlag für die Einnahme bestimmter Vitamine. Nach sechs Wochen folgt eine zweite und nach sechs Monaten eine dritte Messung. Wenn Ihr Arzt gemeinsam mit Ihnen die Daten dieser Messungen auswertet, zeigt sich ein recht genaues Bild Ihrer individuellen Vitaminversorgung und Ihres individuellen Bedarfs.

Wichtig ist, dass Sie mit Ihrem Arzt nicht nur über Ihren Blutspiegel sprechen, sondern auch über Ihre Lebensgewohnheiten: Stehen Sie unter starkem Stress? Wie viel Sport treiben Sie? Wie ernähren Sie sich? Wie steht es um Ihre Gesundheit? Leiden Sie unter Allergien? Oder unter anderen chronischen Krankheiten? Nehmen Sie regelmäßig Medikamente? All diese Punkte sind sehr wichtig, weil sie die Aufnahme von und den Bedarf an bestimmten Vitaminen stark beeinflussen können.

Mut zur Veränderung

Sicher: Die von mir an vielen Stellen nicht gerade gelobte Pharmaindustrie muss sich auf Veränderungen einstellen, wenn die Vitaminforschung weiter derartig große Fortschritte macht. Vielleicht denken irgendwann sogar die Medien um.

Aber das muss uns gar nicht interessieren. Jetzt geht es um Sie. Um Sie allein. Und um Ihre Verunsicherung durch die vielen merkwürdigen Berichte in den Medien. Fragen Sie sich auch: »Wie sicher sind eigentlich Vitamine?« »Bekomme ich nicht vielleicht doch Magenprobleme – oder noch viel schlimmere Symptome, wenn ich meinen Vitaminhaushalt künstlich verändere?«

Dazu kann ich Ihnen Fakten nennen: Wenn man die jährliche zu-

239

sammenfassende Übersicht aller Todesfälle in den USA analysiert, findet man bei geschätzten 53 Milliarden eingenommenen Tabletten jährlich zwei Todesfälle, die angeblich durch Vitamine hervorgerufen wurden. (Beide sind übrigens nicht durch die fettlöslichen und damit überdosierbaren Vitamine A, D und E ausgelöst worden, vor denen man hierzulande ständig warnt.)

Arzneimittel dagegen haben im gleichen Zeitraum über 2000 Todesfälle verursacht. Antibiotika 13, Antidepressiva 274, Antihistaminika 64. Und so weiter. Auch Aspirin hat im gleichen Zeitraum 59 Menschen getötet. Nagellackentferner hat zwei, Rasierwasser auch zwei, Geschirrspülmittel drei Menschen ins Jenseits befördert. Selbst durch Koffein wurden zwei Menschen getötet. Also genau so viele wie durch Vitamine.

Sie haben längst verstanden, was ich Ihnen sagen will: Vitamine sind sicher und äußerst wirksam, wenn Sie ganz bewusst mit der Einnahme umgehen.

Dabei gilt: Raten Sie nicht herum. Sorgen Sie sich nicht – lassen Sie den Vitaminspiegel in Ihrem Blut messen. Beraten Sie sich mit einem Arzt, der sich mit Vitaminen auskennt. Und dann können Sie handeln.

Sie fragen sich: Wo bekomme ich Vitamine?

Die Antwort ist ganz einfach: Lassen Sie sich von Ihrem Arzt beraten und fragen Sie auch Ihren Apotheker. Ich bin überzeugt von deren Kompetenz. Sicherlich gibt es auch in Drogeriemärkten oder sogar in Supermärkten das eine oder andere gute Präparat (zum Beispiel das günstige Vitamin-C-Pulver, dabei kann man nicht viel falsch machen). Das Personal in diesen Märkten ist aber nicht dafür ausgebildet, Ihnen in Sachen Nahrungsergänzung kompetenten Rat zu geben.

Seien Sie vorsichtig mit Vitaminangeboten aus dem Ausland, die Sie über das Internet beziehen können. Studien haben gezeigt, dass Sie sich oft noch nicht einmal auf Gütesiegel verlassen können.

Multiwirkung durch Multivitamine

Wenn Sie antioxidativ wirksame Vitamine einnehmen, kann es zu überraschenden Ergebnissen kommen. So geht zum Beispiel Ihre Anfälligkeit für Infekte zurück, gleichzeitig fühlen Sie sich vielleicht munterer als zuvor. Und – obwohl Sie das nicht merken – senken Sie zugleich Ihre Anfälligkeit für Arterienverkalkung und für Krebs. Nehmen Sie Folsäure ein, so schützen Sie als werdende Mutter Ihr Baby nicht nur gegen schwere Schädigungen wie einen offenen Rücken, sondern Sie schützen sich selbst auch gegen Herz-Kreislauf-Erkrankungen und wahrscheinlich auch vor der Entwicklung von Tumoren.

Das heißt: Vitamine haben niemals nur einen einzigen Effekt, sondern meistens mehrere positive Auswirkungen, die sich ganz unterschiedlich zeigen. Aber nur, wenn Sie Vitamine langfristig und gezielt nehmen.

Sie fragen sich: Wie lange sollte ich Vitamine nehmen?

Viele Menschen gönnen sich einen Vitaminstoß, wenn die Nase tropft oder der Hals kratzt. Oder zwei davon. Doch damit ist es nicht getan.

Eine wirksame Vitaminsupplementierung (so nennen Ärzte die gezielte Einnahme von Vitaminpräparaten) funktioniert nur, wenn Sie längerfristig am Ball bleiben. Meiner Erfahrung nach lassen sich nach zwei bis vier Monaten erste Effekte messen – natürlich nur dann, wenn Sie die Präparate konsequent eingenommen haben.

Nach dieser Messung kann eine Anpassung Ihrer individuellen Vitaminzusammenstellung sinnvoll sein. Nach einem halben Jahr zeigt sich bei einer weiteren Messung, ob Sie richtig »eingestellt« sind. Wobei diese Einstellung nur dann relativ stabil bleibt, wenn sich Ihre Lebensumstände nicht ändern.

Was meistens nicht so ist: In unseren Breitengraden fehlen uns im Winter typischerweise Licht, Luft und Bewegung im Freien, was sich negativ auf den Vitamin-D-Spiegel auswirkt. Im Sommer erledigt sich das Problem, wenn Sie Ihrer Haut genug Sonne gönnen. Deshalb muss die Supplementierung von Vitamin D regelmäßig angepasst werden.

Oder: Sie haben monatelang viel Stress, weil Sie in einem wichtigen Projekt mitarbeiten. Auch das zeigt sich unmittelbar in Ihrem Vitaminspiegel. »Unter Strom« brauchen Sie wahrscheinlich viel mehr zusätzliche Antioxidantien als nach Projektabschluss.

Das heißt für Sie:

Erstens: Sie sollten sich immer gesund und abwechslungsreich ernähren. Mit möglichst viel frischem Obst und Gemüse, mit viel hochwertigem Eiweiß und ebenso hochwertigen Fetten und mit möglichst wenig Kohlenhydraten.

Zweitens: Chronische Erkrankungen entwickeln sich oft unbemerkt und kontinuierlich über viele Jahrzehnte. Deshalb ist es nur logisch, dass der Kampf gegen diese Krankheiten ebenfalls kontinuierlich und langfristig angelegt sein muss. Es liegt also nahe, dass Sie Ihre gesunde Ernährung *immer* intelligent mit Vitaminpräparaten ergänzen. Welche das sind und wie viele Sie brauchen, besprechen Sie regelmäßig mit Ihrem Arzt.

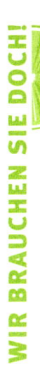

Vitamin-Irrtümer – und was richtig ist

Irrtum: Künstliche Vitamine braucht man nicht. Es reicht, wenn man sich abwechslungsreich und gesund ernährt.

Das ist falsch. Selbst bei einer sehr gesunden Ernährung kommt es hierzulande regelmäßig zu einem Mangel an Vitamin D – einfach deshalb, weil unsere Winter zu lange zu dunkel sind.

Außerdem haben sehr viele Menschen einen gravierenden Folsäuremangel. Wenn werdende Mütter betroffen sind, können sie missgebildete Babys bekommen.

Weil wir zunehmend unter starkem Stress im Job und im Privatleben stehen und außerdem immer größeren Umweltbelastungen ausgesetzt sind, brauchen wir sehr viele Antioxidantien. Leider schaffen es die wenigsten Menschen, fünf Portionen Obst und Gemüse täglich zu essen – es fehlen also wichtige Antioxidantien. Außerdem enthält das Obst und Gemüse, das wir nach langer Lagerzeit aus dem Supermarkt holen oder in der Kantine zerkocht vorgesetzt bekommen, nur noch sehr wenige antioxidativ wirksame Vitamine.

Wer vegetarisch lebt, entwickelt tendenziell einen Mangel an B-Vitaminen. Langfristig kann das zu gravierenden Folgeschäden führen, besonders bei Kindern.

Gesunde Ernährung ist also ein guter erster Schritt. Aber sie allein reicht heute in den meisten Fällen nicht mehr aus.

Irrtum: Unser Körper kann Vitaminpräparate doch sowieso nicht aufnehmen, weil die künstlich hergestellten Stoffe keinen natürlichen Marker haben. Der Körper erkennt die Stoffe also gar nicht.

Das ist falsch. Der chemische Aufbau von Vitaminen ist heute bis zum letzten Atom bekannt – einen »natürlichen Marker« gibt es bei keinem Vitaminmolekül. Unseren Zellen ist es egal, ob ein Vitaminmolekül aus einem Apfel kommt oder aus dem Labor. Die Zelle kann den Unterschied nicht erkennen. Sie verwertet jedes Vitamin, das kommt.

Richtig ist, dass etliche Vitamine in unterschiedlichen Bauformen vorliegen und dass synthetisch hergestellte Vitamine oft nur in einer einzigen Bauform verabreicht werden. Das macht in vielen Fällen aber gar nichts aus. Im Gegenteil: Die synthetisch hergestellte sehr stabile Folsäure kann der Körper beispielsweise zu einem sehr viel höheren Prozentsatz verwerten als die von Natur aus instabilen Folate.

Irrtum: Bei Vitaminpräparaten kommt es ganz oft zu Überdosierungen. Man kann sich mit Vitaminen sogar vergiften.

Das ist falsch. Denn hinter der Vorstellung einer Überdosierung stehen Dosierungsempfehlungen. Diese Empfehlungen sind keine Naturgesetze, sondern von Behörden festgesetzte Werte. Die medizinische Praxis zeigt, dass es bei den meisten Vitaminen auch bei sehr hohen Dosierungen überhaupt keine Nebenwirkungen gibt. Richtig ist, dass man zum Beispiel Vitamin A nicht extrem überdosieren sollte. In Vitaminpräparaten sind deshalb normalerweise auch keine hohen Vitamin-A-Dosen enthalten.

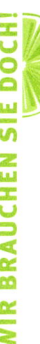

Irrtum: Beta-Carotin verursacht Lungenkrebs.

Das ist falsch. Diese Behauptung wurde nur von Publikumszeitschriften aus einer medizinischen Studie abgeleitet, die in Fachkreisen sehr umstritten ist.
Richtig ist, dass viele andere Studien die positive Wirkung von Beta-Carotin unterstreichen. Besonders wenn es in Verbindung mit anderen Vitaminen eingenommen wird.

Irrtum: Sportler brauchen Training und vollwertige Ernährung – aber doch keine Vitaminpillen!

Das ist falsch. Gerade Spitzensportler wissen sehr genau, mit welchen Vitalstoffen sie ihre Leistungsfähigkeit verbessern können. Sie arbeiten eng mit Ärzten und Ernährungsexperten zusammen. Sie werden heute keinen Leistungssportler mehr treffen, der nur mit Disziplin, Äpfeln und Vollkornbrot Spitzenleistungen erbringt.

Irrtum: Studien zeigen immer wieder, dass Vitamine überhaupt nichts bewirken. Auch gegen Erkältungen sollen sie gar nicht helfen.

Das ist falsch. Das passiert, wenn in Studien mit sehr geringen Vitamindosierungen gearbeitet wird. Und das ist kein Wunder: Der Körper reagiert nur auf relativ hohe Vitamindosen, die über einen längeren Zeitraum verabreicht werden. Und zwar regelmäßig.

Irrtum: Wenn ich Vitaminpräparate nehme, dann macht es nicht so viel aus, wenn ich sonst hauptsächlich Fastfood esse, wenn ich rauche und Alkohol trinke.

Das ist falsch. Vitaminpräparate können einen ungesunden Lebenswandel nicht »wiedergutmachen«. Wer viel raucht, kann an Lungenkrebs erkranken, auch wenn er Vitamine einnimmt. Wer viel trinkt, fügt seinem Körper schweren Schaden zu, denn Alkohol ist ein starkes Zellgift.

Wenn Sie ein möglichst gesundes, langes und glückliches Leben leben wollen, dann genießen Sie gesundes Essen, genießen Sie Bewegung und genießen Sie klare Gedanken. Vitamine können Ihnen dabei helfen, sie nehmen Ihnen diesen Genuss aber nicht ab. Zum Glück!

Irrtum: Vitaminpräparate sind doch viel zu teuer.

Das ist zum Teil falsch: Tatsächlich ist das Preisniveau hierzulande relativ hoch. Es hängt aber auch von der Marke der Produkte ab. Und davon, wie Sie vorgehen möchten. Dazu einige Beispiele:

- Vitamin A bekommen Sie nicht nur in der Apotheke, sondern in Form von frischer Leber beim Metzger.
- Beta-Carotin liegt bündelweise in Form von Möhren im Gemüseregal.
- Wenn Ihnen Ihr Arzt zu einem B-Vitamin-Komplex aus der Apotheke rät, dann müssen Sie dafür in der Regel nur wenige Euro investieren.
- Vitamin-C-Pulver zum Beispiel erhalten Sie sehr günstig im Supermarkt.
- Auch Folsäuretabletten kosten oft nur wenige Cent pro Stück.

Kombipräparate sind manchmal relativ teuer – diese sollten Sie aber ohnehin nur in Absprache mit Ihrem Arzt einnehmen. Nicht zuletzt deshalb, weil sie oft viel Jod enthalten. Und das kann Ihr Körper nur dann gut brauchen, wenn Ihre Schilddrüse gesund ist.

Irrtum: Von Vitamintabletten bekommt man doch nur Magenschmerzen.

Das stimmt nicht ganz. Die Kapseln auf leeren Magen einzunehmen, ist keine gute Idee: Bei manchen Menschen kommt es wirklich zu Magenschmerzen. Und die fettlöslichen Vitamine können nur wirksam werden, wenn sie auf Fette treffen.

Oft bietet es sich an, die Vitamindosis in mehrere Einzeldosen aufzuteilen und über den Tag verteilt einzunehmen. Vor allem Vitamin C kann so auch viel besser wirken.

Irrtum: Die Pharmafirmen verdienen mit den Vitaminen doch nur jede Menge Geld.

So einfach ist es nicht. Die Gewinne mit Chemotherapie, Cholesterinsenkern und anderen Medikamenten sind für die Unternehmen oft viel wichtiger als die Umsätze im Vitamingeschäft. Deshalb drängt sich immer wieder der Gedanke auf, dass Pharmafirmen gar nichts gegen die regelmäßigen Anti-Vitamin-Kampagnen in den deutschen Publikumsmedien einzuwenden haben. Und dass sie nicht so glücklich sind über die vielen Studien, die die Wirksamkeit der oft sehr günstigen Vitamine belegen (das gilt vor allem für Vitamin C!).

Eine positive Bilanz

Seit Jahren verfolge ich die wachsende Zahl der Studien, die uns immer wieder beweisen: Angeblich so lächerliche, so überflüssige Stoffe wie Vitamine wirken genauso gut oder sogar besser als anerkannte »harte« Präparate wie Cortison, Interferon oder Chemotherapien.

Und es häufen sich für mich die positiven Studienergebnisse, die zeigen, dass Vitamine nicht nur vorbeugen, sondern auch dann helfen können, wenn es schon fast zu spät ist. Die Natur ist so unfassbar intelligent – ich staune täglich neu.

All das habe ich in 17 Jahren Universität (17 Jahre meines Lebens!) nicht gelernt. Ich bin glücklich, diesen Paradigmenwechsel der Medizin bewusst, wach und als aktiv handelnder Arzt miterleben zu dürfen.

Vitamine sind unser Leben. Leben Sie!

Literatur

Albrecht, Harro: Verschnupfte Wissenschaft. In: DIE ZEIT, 25.2.2011

BfR: Zusammenfassung. Durchführung einer zielgruppengerechten Risikokommunikation zum Thema »Nahrungsergänzungsmittel«. Bericht zu Repräsentativbefragung und Zielgruppensegmentierung. Zwischenbericht vom 01.09.2010

BfR: Verwendung von Vitaminen in Lebensmitteln. Toxikologische und ernährungsphysiologische Aspekte. Teil I. Herausgeben von A. Domke, R. Großklaus, B. Niemann, H. Przyrembel, K. Richter, E. Schmidt, A. Weißenborn, B. Wörner, R. Ziegenhagen. BfR: Berlin, 2004.

Biesalski, Hans Konrad; Kleiböhmer, Daniela; Come, Raymond: Vitamin-Geschichten. Wie verrückte Hühner und britische Leichtmatrosen der Medizin auf die Sprünge halfen. Langenfeld: Orthomol Vertriebs GmbH, 2006

Böhm, Udo; Muss, Claus und Pfisterer, Markus: Rationelle Diagnostik in der Orthomolekularen Medizin – Optimale Therapie durch individuelle Diagnostik. Stuttgart: Hippokrates Verlag, 2004

Brehmer, Arthur: Die Welt in 100 Jahren. Nachdruck der Ausgabe Berlin 1910. Hildesheim/Zürich/New York: Georg Olms Verlag, 2012

Bund für Lebensmittelrecht und Lebensmittelkunde e. V. (BLL): Stellungnahme zum SPIEGEL-Artikel »Die Vitamin-Lüge – Milliarden-Geschäfte mit überflüssigen Pillen«. Januar 2012

Bundesinstitut für Risikobewertung (BfR), herausgegeben von A. Domke, R. Großklaus, B. Niemann, H. Przyrembel, K. Richter, E. Schmidt, A. Weißenborn, B. Wörner, R. Ziegenhagen: Verwendung von Vitaminen in Lebensmitteln. Toxikologische und ernährungsphysiologische Aspekte. Teil I. BfR: Berlin, 2004

Burgerstein, Lothar; Zimmermann, Michael; Schugast, Hugo und Burgerstein, Uli P.: Burgersteins Handbuch Nährstoffe. Stuttgart: Haug Verlag, 2007

DGE-Stellungnahme: Beurteilung der Vitaminversorgung in Deutschland. Teil 1: Daten zur Vitaminzufuhr. In: Ernährungsumschau 6/2012

DGE-Stellungnahme: Beurteilung der Vitaminversorgung in Deutschland. Teil 2: Kritische Vitamine und Vitaminzufuhr in besonderen Lebenssituationen. In: Ernährungsumschau 7/2012

Dietl, Hans; Arend, Kay O.: Die Bedeutung von Mikronährstoffen. Bei seniler Katarakt, altersabhängiger Makuladegeneration und diabetischer Retinopathie. Forum Medizin Verlag, 1999

Ebert, Wolfgang, M.: Labordiagnostik in der naturheilkundlichen Praxis, Band 2, Mineralien, Spurenelemente, Vitamine, Hormone. Stuttgart: Sonntag Verlag, 2005

Europäische Kommission: Richtlinie 2008/100/EG der Kommission vom 28. Oktober 2008 zur Änderung der Richtlinie 90/496/EWG des Rates über die Nährwertkennzeichnung von Lebensmitteln hinsichtlich der empfohlenen Tagesdosen, der Umrechnungsfaktoren für den Energiewert und der Definitionen. Amtsblatt Nr. L 285 vom 29/10/2008, S. 0009–0012

Felsch, Philipp: Das Laboratorium. In: Geishövel, Alexa; Knoch, Habbo (Hrsg.): Orte der Moderne. Erfahrungswelten des 19. und 20. Jahrhunderts. Frankfurt/New York: Campus, 2005, Seiten 27–36

Fuchs, Norbert: Mit Nährstoffen heilen. Eine Einführung in die komplexe Orthomolekulare Nährstoff-Therapie. Köln: Ralf Reglin Verlag, 2001

Grill, Markus: Vitamin E. In: Der Spiegel 3/2012, Seiten 70–79

Gröber, Uwe: Orthomolekulare Medizin. Ein Leitfaden für Apotheker und Ärzte. Stuttgart: Wissenschaftliche Verlagsgesellschaft, 2000

Jopp, Andreas: Risikofaktor Vitaminmangel. Stuttgart: Trias Verlag, 2010

Kurzenhäuser-Carstens, Stephanie; Lohmann, Mark; Böl, Gaby-Fleur: Zielgruppengerechte Risikokommunikation zum Thema Nahrungsergänzungsmittel. In: UMID: Umwelt und Mensch – Informationsdienst 1/2013, Seiten 65–72

Lenzen-Schulte, Martina: Praxisberichte 1 – Studien und Typen: Die Hackordnung der Glaubwürdigkeit. Online unter http://www.medien-doktor.de/sprechstunde/praxisberichte-1-studien-und-typen-die-hackordnung-der-glaubwuerdigkeit-teil-a/

Mindell, Earl: Die neue Vitamin-Bibel. Vitamine – Bausteine für ein gesundes, langes Leben. München: Heyne, 2004

Niestroj, Irmgard: Praxis der orthomolekularen Medizin: physiologische Grundlagen der Therapie mit Mikro-Nährstoffen. Stuttgart: Hippokrates Verlag, 1999

Oppenheimer, Carl: Chemie der Hormone und Vitamine. Ein Überblick über die neuesten Entdeckungen. In: Deutsche Medizinische Wochenschrift 58 (1932), S. 17–19, hier S. 19. Zitiert nach Heiko Stoff, a.a.O., S. 7

Pietrzik, Klaus; Golly, Ines; Loew, Dieter: Handbuch Vitamine. Für Prophylaxe, Therapie und Beratung. München, Jena: Urban und Fischer, 2008

Rheingold Salon: Vernunft und Versuchung. Ernährungstypen und -trends in Deutschland. Köln, Februar 2010

Schulz-Ruhtenberg, Niels: Vitamine in der Kritik. Differenzierte Betrachtungsweise und individuelle Vorgehensweise in der

Mikronährstoffmedizin. Online unter: http://www.medical-sportsnetwork.de/medical/9661,621497/Niels-Schulz-Ruhtenberg/Vitamine-in-der-Kritik.html

Stoff, Heiko: Wirkstoffe. Eine Wissenschaftsgeschichte der Hormone, Vitamine und Enzyme, 1920–1970. Stuttgart: Franz Steiner Verlag, 2012

Strunz, Ulrich: Das Geheimnis der Gesundheit. Verblüffende neue Erkenntnisse aus der Welt der Medizin. München: Heyne, 2010

Strunz, Ulrich: Das neue Anti-Krebs-Programm. München: Heyne, 2012

Strunz, Ulrich; Jopp, Andreas: Topfit mit Vitaminen. München: dtv, 2010

Verband mittelständischer europäischer Hersteller und Distributoren von Nahrungsergänzungsmitteln und Gesundheitsprodukten e. V. (NEM): Stellungnahme des NEM Verbandes zum Spiegel-Artikel »Die Vitamin-Lüge«. 2012

Verbraucherzentrale Nordrhein-Westfalen: Marktcheck. Internethandel mit Nahrungsergänzungsmitteln. Abschlussbericht eines vom Ministerium für Klimaschutz, Umwelt, Landwirtschaft, Natur- und Verbraucherschutz des Landes Nordrhein-Westfalen geförderten Projekts. Juli 2011

Wittig, Frank: Vitamin-Defizit-Alarm: Geschichte einer PR-Kampagne. SWR Fernsehen vom 7.10.2010, 22 Uhr. Online unter http://www.swr.de/odysso/-/id=1046894/nid=1046894/did=6825464/3zlk92/

Wittig, Frank: Praxisberichte 8: Vitamin B wie Beziehungen: Zwischen den Rädern der PR-Maschinerie. Online unter http://www.medien-doktor.de/sprechstunde/praxisberichte-8-vitamin-b-wie-beziehungen-zwischen-den-raedern-der-pr-maschinerie/

Register

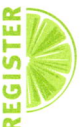

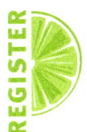

neue strategien
für gesundheit und wohlbefinden

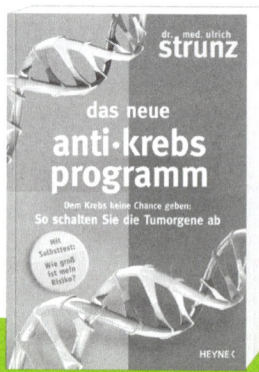

ISBN 978-3-453-20019-7

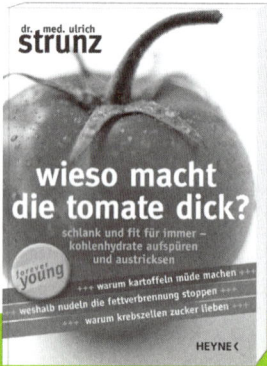

ISBN 978-3-453-17923-3

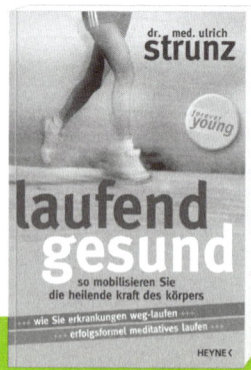

ISBN 978-3-453-20011-1

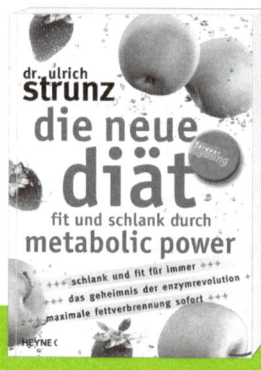

ISBN 978-3-453-12093-8

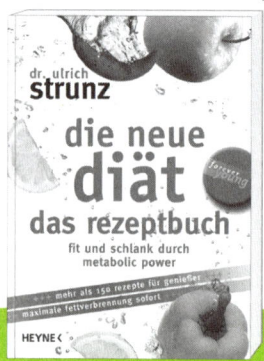

ISBN 978-3-453-16405-5

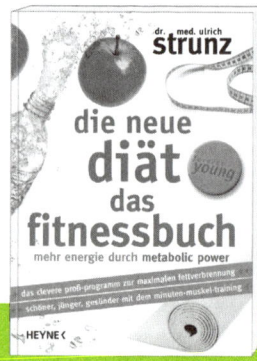

ISBN 978-3-453-17064-3

Leseproben unter heyne.de

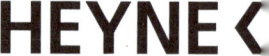